# Do No Harm
## Stories of Life, Death, and Brain Surgery

# 医生的
# 抉择

**Henry Marsh**
[英] 亨利·马什 ____ 著

龚振林 迟墨涵 ____ 译　　杨咏波

四川人民出版社

**图书在版编目（CIP）数据**

医生的抉择 / (英) 亨利·马什著；龚振林，迟墨
涵译. -- 成都：四川人民出版社，2021.1
ISBN 978-7-220-12132-6

Ⅰ.①医… Ⅱ.①亨… ②龚… ③迟… Ⅲ.①脑外科
手术 - 通俗读物 Ⅳ.①R651.1-49

中国版本图书馆CIP数据核字(2020)第239319号

Do No Harm: Stories of Life, Death and Brain Surgery by Henry Marsh
Copyright © 2014 by Henry Marsh
This edition arranged with Intercontinental Literary Agency LTD (ILA) through Big
Apple Agency, Inc., Labuan, Malaysia
Simplified Chinese edition copyright © 2021 by **Grand China Publishing House**
All rights reserved.

本书中文简体字版通过 **Grand China Publishing House**（中资出版社）授权四川人民出版
社在中国大陆地区出版并独家发行。未经出版者书面许可，本书的任何部分不得以任何方式抄
袭、节录或翻印。

四川省版权局著作权登记［图进］21-2021-23

YiSheng De JueZe

# 医生的抉择

[英] 亨利·马什 著

龚振林 迟墨涵 译

| | |
|---|---|
| 执行策划 | 黄 河 桂 林 |
| 责任编辑 | 石 云 |
| 内文设计 | 汪勋辽 |
| 封面设计 | 蔡炎斌 |
| 责任校对 | 舒晓利 |
| 特约编辑 | 羊梓汶辛 张 帝 |
| 责任印制 | 汪勋辽 |

| | |
|---|---|
| 出版发行 | 四川人民出版社（成都槐树街2号） |
| 网 址 | http://www.scpph.com |
| E-mail | sichuanrmcbs@sina.com |
| 新浪微博 | @四川人民出版社 |
| 发行部业务电话 | （028）86259457　85259453 |
| 防盗版举报电话 | （028）86259457 |
| 印 刷 | 深圳市精彩印联合印务有限公司 |
| 成品尺寸 | 787mm × 1092mm 1/32 |
| 印 张 | 11 |
| 字 数 | 256千字 |
| 版 次 | 2021年2月第1版 |
| 印 次 | 2021年2月第1次印刷 |
| 书 号 | ISBN 978-7-220-12132-6 |
| 定 价 | 69.80元 |

# 致中国读者信

A good relationship between doctors & their patients is essential to the practice of good medicine.
I hope that this book will help doctors & patients understand each other.
Henry Marsh.

医患关系对医疗行业至关重要。

我希望这本书能够使医生与患者相互理解。

亨利·马什

# 《医生的抉择》荣耀榜
## Do No Harm

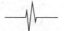

**本书一上市就成为《纽约时报》畅销书！**

The Instant *New York Times* best seller!

**《金融时报》年度最佳图书**

A *Financial Times* Best Book of the Year

**《经济学人》年度最佳图书**

An *Economist* Best Book of the Year

**《华盛顿邮报》推荐图书**

A *Washington Post* Notable Book of the Year

**《纽约时报》推荐图书**

A *New York Times* Notable Book of the Year

**《星期日泰晤士报》年度畅销书**

The *Sunday Times* bestsellers

**荣获英国笔会颁发的艾克理传记奖**

Winner of the PEN Ackerley Prize

**荣获英国伦敦南岸区天空艺术文学奖**

Winner of the South Bank Sky Arts Award for Literature

# 《医生的抉择》入围
**Do No Harm**

**《卫报》第一图书奖和科斯塔图书奖决赛名单**

Shortlisted for both the *Guardian* First Book Prize and the Costa Book Award

**塞缪尔·约翰逊纪实类作品奖候选名单**

Longlisted for the Samuel Johnson Prize for Non-Fiction

**宝禄爵达夫·库珀奖决赛名单**

A Finalist for the Pol Roger Duff Cooper Prize

**惠康图书奖决赛名单**

A Finalist for the Wellcome Book Prize

**英国传记作家俱乐部最佳传记作品奖决赛名单**

The Biographers' Club's Best First Biography Prize, sponsored by the literary quarterly Slightly Foxed

# 名人推荐
**Do No Harm**

**李清晨　《心外传奇》作者**

马什是顶尖的神经外科专家，也是驾驭语言的高手。从没有哪个医生能够像他一样深刻地反思自己的失误，他无法忘记这些失误给病人造成的痛苦，他要通过回忆这些失误来使自己的灵魂得到救赎。

**安　然　北京大学医学科学硕士，哈佛大学尼曼学者，《中国新闻周刊》科技部主任**

这是一位英国神经外科医生回顾几十年职业生涯以及修炼历程的经典人文作品。每章都讲述了独立的故事，篇幅虽短，却真实感人。文中提到医生面对病患最终不治时的悲哀与痛切，医生与护士或其他医护工作人员面对医疗体制时的无奈以及小小的冲突摩擦，等等，也是医界不断上演的戏码，不分国界。

**韩光曙　南京大学医学院附属鼓楼医院院长**

医学是一门永远不会完美，但一直在追求完美的科学。医疗活动的两个核心内容是疾病治疗和心理关怀。医生和患者在共同面对疾病时，都希望能得到彼此的人文理解和尊重。

## 王　威　上海冬雷脑科医生集团神经外科主任医生

著名媒体人白岩松曾说过："医生这个行当介于上帝、佛与普通职业之间。"在人类历史上，疾病、医生和患者三者的关系一直处在不断地调整中，在这个医患纠纷尤显突兀的时代，医务工作者思考得最多的除了自己的专业领域，还有如何保全自我、如何在复杂的社会大环境中坚守心中的底线，用精湛的医术赢得患者的尊重、社会的认可。正如泰戈尔所言，我将死而又死，以证明生是无穷无尽的。

## 朱　锋　香港大学深圳医院骨科医生

靠手术救人的外科医生，他们常常要在鬼门关的边缘和死神拉锯，有时手下的分毫就是患者的生死。他们常常置身于人间最复杂的道德困境中，常常接触到那些临近奔溃的人，久而久之，他们对幽微人性的体察、对无常世事的看待，往往会比普通人深刻、复杂许多。

因此，像亨利·马什一样，经年久远的医生往往是哲学大师。他把30多年的行医故事写在《医生的抉择》里，他的思考，对于普通人和医生来说都格外珍贵。

**贾大成　北京急救中心资深急救专家、中国医生协会健康传播专业委员会委员**

中国医生每次出现都是在风口浪尖，社会舆论对其评价也趋于两极。造成这一现象的一大原因就是，普通人鲜有机会去了解医生的真实生活和感受。这本书的作者虽然不是中国医生，但记述的人、事、情感不分国界，都能与我们相通，相信其中真实的悲喜感动会帮我们迈出走向理解的第一步。

**伊恩·麦克尤恩　英国著名作家，代表作《赎罪》( *Atonement* )《床笫之间》( *In Between the Sheets* )**

神经外科手术与其传记人亨利·马什相逢。他极其坦诚地向读者描绘了可能毁掉大脑的各种失误，精准地描述了医患之间紧张而短暂的关系，诙谐地嘲弄了医院的管理制度。马什带领我们沉浸到医学界最艰深的技艺当中，我们的灵魂随之升华。本书堪称一部伟大的著作。

**丹尼尔·J. 列维汀　麦吉尔大学心理学和行为神经科学教授，著有《有条理的思维》( *The Organized Mind* )《迷恋音乐的脑》( *This is Your Brain on Music* )**

马什是世界上最知名的神经外科手术医生之一，同时他也是一名雄辩、诗意的作家。《医生的抉择》揭开了罕有的医学内幕，让我们有机会一窥人类生命最神秘的部分。他对于神经外科手术的描述生动清晰、引人入胜，本书堪称一段非凡的职业生涯回忆录。

**卡尔·奥韦·克瑙斯高 挪威小说家,代表作《我的奋斗》(*Minkamp*)**

当一本书以这样的语句开始:"我经常切开人脑,其实我也不愿这样。"你肯定不会轻易放下这本书,你肯定会继续读下去,难道不是吗?神经外科手术大概是这个世界上离我最遥远的事,我对这一领域一无所知。对于这种手术,我完全信任相关专业人士的技能并经常忽略"人为因素",比如失败、误解、失误、好运和厄运,对于他们与非专业人士一样拥有的日常生活更无从知晓。

亨利·马什的《医生的抉择》为我们揭秘了所有的一切,为我们讲述了在人命关天之时的曲折故事,这就是我们阅读本书的理由之一。他的叙述真挚、诚恳,令人意外。不过,书中还有许多其他的内容,比如生命拥有不为人知的机械、物质的一面,我们也是由一堆可以修复的导线和部件构成,事实上这与轿车以及洗衣机并无多少区别。

**保罗·鲁杰里 医学博士、外科医生,著有《一名外科医生的自白》(*Confessions of a Surgeon*)《切开的代价》(*The Cost of Cutting*)**

《医生的抉择》是一名神经外科医生对生命真相的神奇一瞥。书中平凡的病患故事引人入胜,马什医生以惊人的坦率手法,向公众呈现了一名敬业的神经外科医生在职业生涯中的成就与瑕疵。在本书中,马什医生把读者带入了一个关于生、死与两者之间一切事物的深邃世界。除此之外,马什医生对病患恪守承诺,从未犹豫。你肯定舍不得放下这本书。

**迈克尔·J. 柯林斯  著有《梅奥住院医生成长手记》**( *Hot Lights, Cold Steel* )

《医生的抉择》是一名现代外科手术医生对生命进行的最深刻、最近距离的观察。本书文笔的诚实、坦率世所罕见，亨利·马什描写的不仅是医学实践中的全方位胜利，更有神经外科医生在职业生涯中无法避免的悲剧事件。这是一部伟大的著作。

**卡特里娜·费立克  著有《额叶里的又一天：神经外科手术医生从内部揭示生命》**( *Another Day in the Frontal Lobe: A Brain Surgeon Exposes Life on the Inside* )

本书作者亨利·马什是一名思想现实的神经外科医生，他对愚蠢的人没有耐心，也不相信世界上存在灵魂。他喜欢统计学中的离群值甚于奇迹，认为外科医生的终极成就就是患者"完全康复并完全忘掉我们"。然而，读者并不会轻易地忘记马什医生。

**迈克尔·保罗·曼森  著有《头等大事》**( *Head Cases* )

《医生的抉择》大胆揭露了神经外科手术背后真实而柔软的人性。书中每个故事都向读者呈现了一名神经外科手术医生的私密想法，但令人惊诧的是，同情心是手术室中的必需之物。

**丹妮尔·奥弗里  著有《医生的感受：情感如何影响医学实践》**( *What Doctors Feel: How Emotions Affect the Practice of Medicine* )

亨利·马什翻转颅骨外膜，为我们展示了神经外科手术闪耀、悲痛而令人惊叹的世界。这是一部一流的医学著作。

### 皮特·刘易斯　《每日邮报》编辑

很少有医生能像马什这样与我们自由、诚恳地谈话。在这些整日与焦虑共舞的人群中，他一定是位伟人。

### 尤安·弗格森　《观察家报》编辑

为什么不能请更多的外科医生来写书呢？《医生的抉择》这本书竟然如此优美。幸亏还有亨利·马什，在这本非凡的著作中，最为精彩的部分就是他向读者坦白了每位外科医生遭遇的困境：他们不是上帝、并非万能。多么血腥而壮丽的著作。

### 本·费尔森博格　《星期日邮报》编辑

亨利·马什为我们撰写的这本回忆录，惊人的诚实。他的坦白展现了沉思的人格，以及在职业生涯中寻得不同寻常的路径时的悲壮。30 年后的今天，马什仍保留着对工作的激情，既像破案时的福尔摩斯，又像电影中的机动部队。同时马什又充满快乐，当他让我们站在医生的角度思考时，我们也被他的兴奋所感染，任由他引领我们探索神秘的大脑区域。

### 加文·弗朗西斯　《卫报》编辑

亨利·马什是杰出的神经外科医生，也是这本震撼、感人的回忆录作者，他需要生活、呼吸、做手术，并且在困境中做出抉择。

如果实施手术，神经外科医生也许能够挽救一条生命，但就像亨利医生说的那样，万一失手就可能给患者造成比死亡更加严重的残疾。正是这种毫不设防的坦诚使这本书如此令人着迷。

**埃丽卡·瓦格纳 《新政治家周刊》编辑**

　　《医生的抉择》几乎是一本自我撕裂式的书，在某种程度上，它既非炫耀作者的成功，也非夸耀作者的技能与专长，而是为了告诉我们一旦医生铸成大错，将会对患者造成怎样的情感、心理的双重伤害。这是马什医生对痛苦本质深刻的亲身感受。

**爱德·西泽 《星期日泰晤士报》编辑**

　　马什医生曾撰写一本关于情事的书，而阅读《医生的抉择》这本书时我又有了相同的感觉，像之前那样入迷。优雅、精致、冒险、富有深意，这四个词中任意一个都可以用来形容这本书。

**莱拉·萨纳伊 《星期日独立报》编辑**

　　亨利·马什在伦敦教学医院担任一名神经外科咨询医生。他的职业生涯回忆录《医生的抉择》帮助我们瞥见了充满压力的职业一角。书中的那些案例异常精彩，更重要的是，这些真实故事充满了人性的光辉。

　　马什是我见过对失败最为坦诚的作者。这部精彩的著作富有激情、直白坦率。如果马什的写作技巧不及其手术技巧的十分之一，那么我愿意随时献出我的头颅。

### 温迪·穆尔 《文学评论》编辑

亨利·马什医生的赤诚和这本回忆录感人至深……该书描述了神经外科医生每天挣扎面对的生死抉择、复杂神奇的大脑解剖术、技术进步的痛苦与快乐、在资金缺乏的国家医疗体系内工作的失望以及所有痛苦挣扎唤起的矛盾心情。马什凭借文学素养表达出了他对人体的敬畏……富有勇气、激励人心。

### 菲尔·哈蒙德 《泰晤士报》编辑

神经外科医生亨利·马什为那些讲述事实的著作设立了新的标准，他对大脑和患者的爱闪闪发光，在他入行时曾笼罩在神秘幕布下的行业，终于被掀开了面纱。我们对此无限感激。我们需要马什医生的智慧，为未来的外科医生遮风避雨，大众的期待也就此止步。无需外科手术，正常死亡就是不错的结果。

### 布伦丹·戴利 《星期日商业邮报》编辑

在《医生的抉择》中，亨利·马什医生不知疲倦、毫不退缩地讲述了在职业生涯中的痛苦与兴奋，讲述的口吻中夹杂着正直与痛苦。马什描述每日琐事时采用的质朴、清瘦的文字与其坦诚相得益彰。马什的黑色幽默点缀着文章主旨。

难得一见的是一名神经外科医生将其职业这样赤裸裸地剖析。那些耻于暴露缺点的人将神经外科复杂化，而马什的成功之处就是将其人性化。

# 媒体推荐
**Do No Harm**

**《时代周刊》**

　　马什热爱神经外科手术,他救过的患者不计其数,但是这一行业充满了神秘感和隐蔽性。现在他为我们揭开了神秘的面纱,让我们接触到了神经外科手术真实的一面,我们应该对他表示感谢。

**《纽约时报》**

　　这本书真是让人不忍释卷……马什让我们对他的职业产生了一种亲近、同情甚至可怕的理解。

**《华盛顿邮报》**

　　就像马什的医生同行杰诺·古柏曼和阿图·葛文德的著作一样,《医生的抉择》让我们了解医生对生命的洞察力,以及患者将自己的一切希望交到医生可能犯错的手上时,他们所面临的困境。

**《华尔街日报》**

　　透过神经外科医生的眼睛观察手术室,这绝对让人无比激动。

马什医生为读者讲述了大量发生在医院的戏剧性事件。然而，本书最引人注目之处是，当医生把透镜移开，我们的视野逐渐扩大，随即意识到，通过了解神经外科手术的微妙细节，我们获得了对生命的深刻认知。

### 《泰晤士报》

在这本书中，字里行间都散发着马什医生对神经外科手术及患者的爱，同时，他也驱散了原本笼罩在该专业四周的神秘浓雾。我们应该为此感谢亨利·马什。

### 《出版人周刊》星级书评重点推荐

这位思想深刻的医生亨利·马什，为我们带来了对神经外科精英世界私密而神奇的内部视角，这本书既向我们展示了他的伟大成功，也向我们陈述了令人深思的失败。

### 《书单》杂志星级书评重点推荐

讲述医学生涯的最佳作品之一，《医生的抉择》勇敢而优雅地讲述了一名医生的脆弱和痛苦。

### 《美国精神病学协会神经外科医生》杂志

《医生的抉择》最显著的特点，就是作者对神经外科医生职业生涯的高潮和低谷进行了坦诚的描述……作者以非凡的坦率、智慧和幽默，让这本书成为经验丰富或初出茅庐的神经外科手术医生的最佳读物。

## 《书单》杂志星级书评重点推荐

讲述医学生涯的最佳作品之一，《医生的抉择》勇敢而优雅地讲述了一名医生的脆弱和痛苦。

## 《西雅图时报》

此书让人非一口气读完不可。《医生的抉择》是英国神经外科医生亨利·马什对其职业生涯中高潮与低谷的精彩回忆录，是英勇壮举和悲惨屈辱的复杂混合……马什的文笔优雅且富有逻辑，没有任何虚张声势的成分。马什的语言天赋，使他成功地将自己的感受传递给读者。

## 《科克斯书评》

不同于普通的医生作者，马什从不掩藏自己的感情。无论与患者、同事、助手或者上级交流，在情况变得糟糕时，他也从不讳言。文笔优美，感人肺腑——本书是近期最优秀的医生回忆录。

## 《纽约客》

在创作《医生的抉择》时，马什似乎违反了自己的准则，他表达了许多在工作时应尽量隐藏的情感，但准则本身不包含复杂的内心和道德世界。从这些事物的复杂性出发，马什希望了解自己，也希望我们了解他。

**《好书志》**

马什每天的任务就是进行大脑和脊椎手术，这番对其职业生涯的描述让我们看到了他的思想和工作的过程，也了解了神经外科新闻发布会及医院政治的真面目。每一章的开头都是真实案例研究，同时描绘了探索者对人类大脑的兴趣，对冷静观察需要的矛盾情感需求以及神经外科医生的激情。

# 序 言
**Do No Harm**

## 一介凡夫与未知之数：掌控命运

当我们生病住院、性命堪忧、直面恐惧骇人的手术时，只能将一切托付给主治医生。若非如此，我们以后的日子恐怕将更加难熬。为了克服恐惧心理，我们往往赋予医生超凡的能力，这再正常不过。如果手术成功，医生俨然成为英雄般的存在；一旦失败，他就成了千古罪人。

当然，现实情况更加复杂。医生也是凡人，与你我一样。对一名医生而言，判断患者是否需要手术与如何做手术同样重要，这也是一种更难掌握的技能。

神经外科医生的工作绝不会枯燥无聊，相反，他们会拥有极大的成就感，但这种成就感的获取以付出一定的代价为前提。你不可避免地会犯错，手术偶尔也会出现糟糕的结果，对此你必须承受。作为一名医生，你必须学会客观地看待眼前的一切，在施治病患的过程中保持医者仁心。

本书讲述的故事涉及本人行医生涯中的一些失败经历，而我也尝试在希望和现实中，在神经外科职业必要的冷漠和怜悯之中寻找一种平衡。我不想削弱公众对神经外科医生和整个医学行业的信心，但是我希望这本书能够帮助人们理解医生面临的难处，这些由医者仁心而绝非医疗技术带来的难题。

CONTENTS 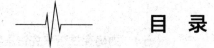 # 目 录

3

# Do No Harm

## 第 1 章

## 瘫痪的右臂

有人说神经外科手术是平静、理性地应用科技技术，这纯粹是胡说八道。当接近一个曾经被自己伤害过的患者时，医生很难确定自己到底应该扮演哪种角色。外科医生成了罪人、凶手，失去了英明神武、无所不能的光环。

## 技术 vs 运气：主宰生命的上帝之手

我经常切开人脑，其实我也不愿这样。一面拿着双极电凝给大脑表面鲜红艳丽、盘根错节的血管止血，一面用一把小巧的手术刀切开大脑皮质，打一个小孔，然后伸进一根纤细的吸引器。大脑内部有黏稠的冻状物，吸引器成为神经外科医生的主要工具。我的眼睛盯着手术显微镜，随着吸引器向下探索，穿过大脑中苍白柔软的白质，开始寻找肿瘤。

我一会儿想到这根吸引器正穿透某人的思想，越过他的情感和理性，一会儿又想到人们的记忆、梦境和反思都由这些冻状物构成。这些想法实在太过怪异，让人难以理解。事实上，我眼前的一切只是一堆脑白质而已。我很清楚，如果稍有不慎进入了神经外科医生提及的大脑"口才区"（语言中枢），那么术后巡视康复病房、检查手术效果时，我将面对一名因大脑损伤而致残的患者。

神经外科手术的风险极高，现代科技也只是将风险降到了一定程度而已。手术时，医生可以借助一种名为"电脑导航"的 GPS（Global Positioning System，全球定位系统）技术以降低风险。

2

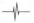

数个红外相机就像围绕地球运转的卫星一样，连续给大脑拍照成像。这些相机可以"看见"医生手中的工具，因为工具上都有微小的反光球。相机与电脑连接，而电脑屏幕可以让医生定位手术工具在患者大脑中的位置。

手术之前医生会对患者大脑进行扫描成像。在局部麻醉的情况下，患者在术中一直保持清醒，这样医生可以通过电极刺激来识别大脑的"口才区"。麻醉师术中会要求患者做一些简单的动作，这样医生就可以知道手术是否造成了某些伤害。比大脑手术更危险的是脊髓手术，通常医生会选择诱发电位电刺激法来提醒自己，以降低患者出现瘫痪的风险系数。

尽管有了高科技相助，神经外科手术的风险依然很高。当手术工具嵌入患者的大脑或者脊髓时，个人技术和经验仍是手术成功不可缺少的因素，医生必须清楚应何时停下手术刀。通常，不实施手术让患者的病情自然发展，效果会更好。

我有一个患者患了松果体瘤，需要接受手术治疗。17世纪的哲学家、二元论者笛卡儿认为，意识和大脑是两个完全分离的实体，而人的灵魂就藏在松果体内。他还认为，物质性的大脑以一种奇妙的方式与意识和非物质性的灵魂在松果体内进行沟通。笛卡儿如果看到我的患者局部麻醉后接受手术，他们还能够通过视频监控器目睹自己的大脑时，不知会作何感想。

松果体瘤非常罕见。肿瘤可能是良性的，也可能是恶性的。良性的肿瘤无需治疗，如果是恶性的，那么治疗时需要采用放疗和化疗，但死亡率极高。以往的观点认为，松果体瘤不可以手术，但随着现代显微神经外科的发展，这种情况已有所改观。现在普遍认为手术很有必要，至少可以获得活体标本以判定肿瘤的类型，进而制订最佳治疗方案。

松果体位于大脑内部深处，因此，外科医生一致认为手术治疗面临着很大的挑战。看到显示松果体肿瘤的脑扫描图时，神经外科医生既兴奋又担心，就如同登山爱好者正抬头仰望一座即将被全力征服的绝顶高峰。

这位特殊患者的病情已经危及生命，他很难接受这个事实。现在，他已经到了无法主宰命运的境地。他曾是一位叱咤风云的公司主管，一直认为令其夜不能寐的头疼是压力使然。2008年金融危机后，他承受了巨大的压力，不得不裁掉多名员工。后来，他患了松果体瘤和急性脑积水。肿瘤阻塞了脑脊液的正常流动，淤积的脑脊液使脑压增大，如不及时治疗会导致失明，数周内就会丧命。

手术前几天，我与他进行了多次沟通，其间也表达了我的担忧。我向他解释了这次手术有一定的风险，即存在死亡或脑卒中的可能，但是这种风险的致死率仍然要比放弃手术治疗小得多。他吃力地把我说的每一句话都敲进了手机里，就如同键入那些晦涩冗长的专业术语（如阻塞性脑积水、内窥镜脑室切开术、松果体瘤、成松果体细胞瘤等）会使他转危为安、性命无虞。他的焦虑和我一周前手术失利后内心深处强烈的挫败感交相浮现，似乎一切都在表明：面对这例即将到来的手术，我忐忑不安。

手术的前一天晚上，我与他会面。通常我会在这一时刻同患者进行一番例行的交流，此时我不会大肆渲染手术的风险，因为这些风险在之前的交谈中都已详细提及。我会想方设法地宽慰患者，以减轻他们内心的恐惧。然而，这样做反而增加了我的心理负担。如果患者有充分的心理准备，提前获悉手术的高风险和极可能出现的意外情况，那么对于医生来说，完成一例复杂棘手的手术反倒容易得多。如果当初这样做，那么现在我内心的痛苦和愧疚也许会减轻许多。

他的太太坐在床边，由于恐惧的缘故，脸色很差。

"这只是一例简单的手术而已。"我安慰着他们，脸上尽量显出自信和乐观。

"这颗肿瘤有可能是恶性的，是吧？"她问道。

我很不情愿地回答说有这种可能，但还要继续向她解释，手术中我们会做一个冷冻切片，将肿瘤样本送去做病理检验，如果检验报告没有发现癌细胞，我们就不必把整颗肿瘤全部切除；如果是生殖细胞瘤的话，我们甚至无需将其摘除，这种病不但可治，而且通过化疗有可能完全治愈。

"如果不是癌症，也不是生殖细胞瘤，手术就会很安全。"她说话的语音越来越低，语气也不是很确定。

我不想让她过于紧张，因此迟疑了一下，我必须谨慎地斟酌用词："是的，只要不用把整颗肿瘤都切除，手术的危险性就会小许多。"

我们又谈了一会儿，然后我与他们道别，径直回家。

## 每位医生心中都有一块墓地

第二天一大早，我躺在床上，脑海中回想着上周刚刚接受手术的那名少妇。这位患者颈椎的第六和第七关节间的脊髓长了一颗肿瘤。不知为何，手术前我一直认为事情会进展得非常顺利，结果术后醒来，她发现右侧身体完全瘫痪。很有可能我切除了过多的肿瘤组织——我一定太过自信了。那次手术并未令我产生足够的警惕与担心。现在，我仍然对即将到来的这次手术充满了渴望。这次手术的部位是松果体，如果手术顺利、结果完美，大家从此就会过上快乐幸福的日子，而我的内心自然也会恢复平静。

我知道，无论我多么遗憾、内心如何凄楚，无论这次松果体瘤手术如何成功，都无法挽回我对那位少妇造成的伤害。我的不幸与她和她的家人相比，不值一提。这次松果体瘤手术没有理由不顺利，因为我特别希望手术能够成功，抑或是上一例手术太令人失望。无论肿瘤是良性还是恶性，可以切除还是长在大脑上无法切除而演变为绝症，所有的一切都可能出现可怕的偏差，进而令这次松果体手术的结果超出我的掌控。

我清楚，随着时间的流逝，我对那位少妇的愧疚难过之情会逐渐褪去。现在，她躺在病床上，瘫痪的肢体成为我心中一道抹不去的疤痕，而非偶尔的心痛。法国医生莱利彻曾经说过，每一名医生心中都有一块墓地。我的患者罹难表中将会增加那位少妇的名字，而且我的墓地中也将为她增立一块新的墓碑。

一旦手术开始，那些病态的恐惧感将瞬间消失。我从一个金属盘上拿起手术刀（依照《健康安全协议》，医生禁止从消毒护士手中获取手术刀），带着医生的自信，精准地划开患者的头皮，鲜血从刀口涌出后，紧张刺激的忙碌随即开始。一切都在我的掌控之中，至少平常是这样。此时此刻，上周的手术灾难令我进入手术室时，就带着明显的怯场情绪。我没有像往常那样与消毒护士和迈克闲聊。迈克是协助我的外科实习生，这些实习生叫做专科注册医生。现在，我擦净了患者的皮肤，默默地铺上了手术单。

迈克已经与我共事几个月之久，彼此之间非常熟悉。在30年的职业生涯中，我培训了许多注册医生，自认为与他们之中的大部分人关系还不错。我在医院对他们进行培训，为他们的行为负责；而他们会协助我、支持我，必要时还会鼓励我。我很清楚，这些注册医生只会对我讲他们自认为我想听到的话，不过这也是一种非常亲密的关系，就像战场上士兵间的战友情一样。也许，这将是我退休后最怀念的人际关系。

"怎么了，头儿？"迈克问。我戴着口罩咕哝道："有人说神经外科手术是平静、理性地应用科技技术，这纯粹是胡说八道。"我继续说："反正我是这么认为的，上周那例血淋淋的手术让我紧张得就像30年前一样，根本不像一名马上要退休的医生。"

"我等不及了。"迈克回应道。迈克是我手下注册医生中的冒失鬼，由于我马上就要退休了，他经常会开这样标准的玩笑。现在的实习生比顾问医生的岗位要多得多，我的实习生都在为前途闷闷不乐。"无论怎样，她可能会有所好转的，"他补充了一句，"毕竟手术刚做完。"

"我看很难。"

"但你也很难断言……"

"我看她的下半生也就那副样子了。"

说这些话时，我们就站在患者的身后。麻醉后失去意识的患者被支撑起来，身体直立坐在手术床上，迈克早已把他脑后的一窄条头发剃掉了。

"刀。"我对消毒护士艾格尼丝说道，她很快递来一个托盘，我从里面拿出一把刀，迅速在患者脑后一划，切开头皮，然后迈克用一块吸盘把血擦干净，我随即分开患者颈部的皮肉，这样我们就能钻开他的颅骨。

"酷毙了。"迈克说。

患者的头皮被切开，肌肉缩向刀口两侧，颅骨被打开，硬脑膜向外翻转着——骨切开术开始。外科手术也有特殊且古老的描述性语言。我让助手拿来手术显微镜，然后坐在手术椅上。松果体瘤切除手术不同于其他脑肿瘤手术，无需切开大脑就可发现肿瘤。只要打开硬脑膜（头骨下包裹着大脑和脊髓的一层薄膜），就能看到一条狭窄的缝隙，这条缝隙将大脑上部的脑半球和大脑下方的脑干和小脑分开。在这个过程中，你仿佛在一条狭长的隧道中爬行，向下 3 英寸（1 英寸约合 2.539 厘米）就能发现那颗肿瘤。在显微镜中，这 3 英寸的视觉长度增加了上百倍。

我一直盯着大脑中部这块幽深玄妙之处，人类维系生命与意识的重要功能器官都聚集在这里。这个部位的上方像一座教堂的巨大穹拱，那是大脑深处的静脉（即大脑内静脉），再往上是罗森塔尔基底静脉,中间是大脑大静脉(即盖伦静脉)。在显微镜中,这些静脉呈深蓝色,熠熠发光。这就是令神经外科医生肃然起敬的解剖学。这些静脉将大量的静脉血从大脑带走,一旦静脉受损就会导致死亡。

现在,展现在我们眼前的就是颗粒状的红色肿瘤,肿瘤下方是脑干的顶盖,脑干受损将导致患者永久昏迷。大脑后动脉位于脑干两侧,大脑视觉中枢的一部分由其供血。再向前越过肿瘤就是第三脑室。一旦肿瘤被切除,就像直接打开了一扇门,穿过一条长长的白壁走廊,直达第三脑室。

上面这些华丽、富有诗意的外科术语,连同现代化的自动平衡显微镜带来的完美视角,共同造就了这例最完美的神经外科手术。如果一切顺利,那么手术就很完美。如果在手术刀接近肿瘤时,有些血管挡住了去路,则必须剪掉,而作为神经外科医生,你必须知道要牺牲哪些,留住哪些。那时,我的学识和经验好像突然间不见了踪影,每分离一根血管,我的心里就会一颤。作为神经外科医生,我在从业早期就学会了如何应对紧张与焦虑的情绪,这是每天工作的常态,无论如何都要坚持下去。

手术进行了一个半小时,终于看到了这颗肿瘤,我切下一小片让助手送到病理实验室做分析,随即身子向后一靠,坐在手术操作椅上。

“现在我们得等一会儿了。”我长舒了一口气,对迈克说。手术中间能停下来休息是很不容易的事,我全身肌肉紧张,瘫坐在椅子上。事实上,我渴望继续手术,希望病理科的同事报告称这个肿瘤是良性的，完全可以手术治疗；我还希望这名患者能活下来，那样就可以告诉他太太手术之后一切都会好起来。

45 分钟过去了，我再也等不及，从手术台前推开椅子，跳起来直奔最近的电话而去，此时我的身上还穿着无菌手术服，手上戴着消毒手套。我接通了病理实验室，要求病理师立刻接电话。过了一会儿，他接过了电话。

"冷冻切片！"我大喊道，"怎么样了？"

"哦，"病理师的语气听上去倒是很沉着，"不好意思耽误了这么长时间。我刚才在医院的其他地方。"

"结果到底怎么样？"

"好，我正在看呢。啊！是一颗简单的良性松果体瘤。"

"太棒了！多谢了！"

听到这个结果，我立刻就原谅了他的延误，回到了手术台前。大家都在等着我。

"继续手术！"

重新消毒后，我爬上了手术操作椅，胳膊肘倚在操作椅的扶手上，继续处理肿瘤。每个大脑肿瘤都迥然不同，有些硬如顽石，有些软似果冻，有些血液供应很少，有些血液供应丰富。在手术过程中，患者会有极大的概率因失血过多而死亡。有些肿瘤就像从豆荚中脱落的豆粒，有些则与大脑和脑血管长在一起，如果遇到这种情况，医生也束手无策。仅凭脑扫描图，医生无法完全掌握肿瘤形成的基本原理，只有在即将切除时，才可洞悉一切。

用外科医生的话说，这颗肿瘤还算合作，具备比较优秀的手术条件，也就是说，没有和大脑长在一起。我慢慢剔掉肿瘤的内核后，其余部分自然内缩，遂与周围的大脑组织分离。3个小时后，大部分肿瘤都被切除了。

由于松果体瘤极其罕见，一个同事专门从他的手术室来到我这里，希望观察手术怎样进行。他可能有点嫉妒我。

他就站在我身后静静地看着。

"还不错嘛。"

"目前还行。"我答道。

"只有不抱什么希望的时候，情况才会变得糟糕。"他说完转身回自己的手术室去了。

## 罪人与英雄只差一例手术的距离

手术继续进行，我终于切除了整颗肿瘤，丝毫没有伤及周围重要的大脑组织。我要求迈克来缝合创口，然后径直走回了病房。我只收治了几个患者，其中之一便是一周前致残的那位年轻妈妈。我看见她一个人躺在病房里。当接近一个曾经被自己伤害过的患者时，总感觉到有一种力场在排斥你，阻碍你推开病房的门，而患者此时就躺在那道门的后面。门的把手好像是铅铸的，不想让你接近患者的病床，不想让你强装出一丝略带迟疑的笑容。

此刻，医生很难确定自己到底应该扮演哪种角色。外科医生成了罪人、凶手，而最好的情况至多是一名缺乏资格的医生，失去了英明神武、无所不能的光环。一句话也不说，匆匆从患者身边经过是最简单不过的事。

我走进病房，坐在她身边的椅子上。

"感觉怎么样？"我忐忑地问。

她瞟了我一眼，做了一个怪相，什么也没说，左手指了一下瘫痪的右臂，然后将右臂提起，手一松，右臂便毫无生气地垂到病床上。

"以前我也见过你这种情况，术后一侧肢体瘫痪，不过他们都好了，只是需要几个月的时间。你肯定也会好起来的。"

"手术前我把一切都托付给你了，"她沮丧地说，"怎么，现在还要这样吗？"

听到这话，我没有立即回答，两眼不安地盯着脚尖。

过了一会儿，她说道："你的话，我全都相信。"她这样说也许仅仅是出于对我的怜悯。

我回到了手术室。那位松果体瘤患者被护士从手术台转到病床上，他已经苏醒了，躺在那里，枕着枕头，眼神迷离、满含泪水。一位护士把手术时遗留在患者头发中的血迹和骨屑清洗干净，麻醉师和手术室全体员工一边笑着聊天，一边围着患者忙前忙后，重新整理许多连在他身上的管子和线缆，准备把他推到 ITU（Intensive Therapy Unit，重症治疗病房）。如果患者没有正常苏醒，他们工作时就会鸦雀无声。护士正在整理手推车上的仪器，把废弃不用的无菌手术单、线缆和管子塞进一些塑料垃圾袋。清洁工正在擦地板上的血迹，已经为下一例手术做准备了。

"他没事了！"迈克高兴地隔着手术室对我喊道。

我正要去见这位患者的太太。此时，她在 ITU 病房外的走廊里等候。看到我向她走来，她表情僵硬、面露恐惧，又充满希望。

"手术跟我们预期的一样，进行得很顺利。"我用略为正式的语气平静地说出这句话，充分再现了一位医术高超、独立超然的外科医生的本色。紧接着，我禁不住上前一步，双手按住她的肩头，她也握住我的双手。我们四目相对，我看到她眼中闪现的泪花。那一瞬间，我也要极力控制自己的情绪，要让自己好好享受一下这片刻的成就感。

"相信我，一切都会好起来的。"我说。

# Do No Harm

## 第 2 章

## 突发事件

　　有时，神经外科医生会将动脉瘤手术视为排雷作业，但他们所需要的勇气与后者属于不同类型，因为是患者的生命受到威胁，而非医生。以前我亲历的手术不像坦然自若的技术实践，更像一场血腥的狩猎，而猎物就是一颗危险的动脉瘤。

## 偏瘫：比死亡更糟糕的命运

如果患者的大脑和脊柱患病或受伤，希望通过手术治疗，则只能借助神经外科手术。这种情况很少见，所以相比于其他医科专业，神经外科医生和神经外科中心的数量极少。我学医时，从未见过神经外科手术，在实习医院时，院方也禁止我们进入神经外科手术室。对学生而言，这类手术特别专业而神秘。

一次，我经过手术室的走廊时，透过神经外科手术室门上的小孔，瞥见了一个赤身裸体的女患者在麻醉后，被剃光了头发，直挺挺地坐在一个特制的手术台上。一位上了年纪、身材魁梧的神经外科医生戴着口罩，头上顶着一盏复杂的照明灯站在她背后，一双大手在她光秃秃的头上涂抹着深褐色的碘酊消毒剂。这一切看起来就像恐怖片中的场景。

3年后，我居然也进入了这间神经外科手术室。那时，神经外科有两名顾问医生在工作。我曾见过那位稍微年轻的医生给一个女患者做脑动脉瘤破裂的手术。当时，我已经取得医生资格有一年半的时间，对于医生职业的幻想早已完全破灭，对于行医的理想也失望到了极点。我已经是高级住院医生（简称 SHO）。教学医院的重症监护病房里，有一位麻醉师在工作，她发现我很无聊，就建议我到手术室给她帮忙，为患者的神经外科手术做准备工作。

一般的手术持续时间较长，医生会切割、处置血淋淋的大块滑溜溜的人体器官。与我见过的其他手术不同，神经外科手术要借助显微镜，通过女患者头部侧面的一个小孔，用细微的显微仪器去操控大脑血管。

动脉瘤很小，从脑动脉鼓出，呈球状，通常会造成脑内大出血。手术的目的是在脑中放置一个微小的金属弹簧夹，将直径几毫米的动脉瘤根部夹住，防止动脉瘤破裂。这类手术存在较高的风险，因为医生要在患者头部中央几英寸深的地方实施手术。在大脑下方极其狭小的空间内，将瘤体与周围脑组织和血管分开并设法将其夹住时，稍有疏忽就会破坏动脉瘤。

动脉瘤壁又脆又薄，内部动脉血的压力很高。有时动脉瘤壁薄到能看到动脉瘤内暗红色的血液涡流，在手术显微镜下，漩流汹涌，凶险无比。如果医生没有夹住动脉瘤就将它弄破，患者通常会死亡或身体偏瘫，而偏瘫是比死亡更糟糕的命运安排。

手术室中，大家默不作声，没有了往日的谈笑或闲聊。有时，神经外科医生会将动脉瘤手术视为排雷作业，但他们所需要的勇气与后者属于不同类型，因为是患者的生命受到威胁，而非医生。以前我亲历的手术不像坦然自若的技术实践，更像一场血腥的狩猎，而猎物就是一颗危险的动脉瘤。

这是一场紧张而忙碌的追逐、猎杀：医生蹑手蹑脚悄然进入患者大脑，接近动脉瘤，但千万不可惊动它。动脉瘤就藏在大脑内部。接下来是高潮部分：医生抓到了动脉瘤并将它困住，用一个闪闪发亮、带有弹簧的钛金夹子把它夹除，从而挽救患者的生命。此外，手术会影响大脑。众所周知，大脑很神秘，它承载了人类全部的思想感情，对人类生活至关重要。在我看来，大脑的神秘程度可与夜晚的星空和宇宙相比肩。手术的过程优雅、精致、危险，又充满了深邃的内涵。我曾思考过，什么职业能比神经外科手术更加精细？我也产生过奇怪的感觉：这就是我从小立志要从事的终生职业，不过直到现在我的理想才真正实现。这就是一见钟情。

手术进展顺利，动脉瘤被成功地夹住，患者没有出现脑卒中或大出血，手术室内的气氛立刻变得轻松愉快。那天晚上，我回家告诉妻子，我想成为一名神经外科医生。听了我的话，她有些惊讶，因为之前我对于做哪一科的医生一直犹豫不决。她认为这个想法也不错。从那之后，我们都不曾意识到，我对神经外科的痴迷、超长的工作时间以及由此产生的妄自尊大，最终导致25年后，我们的婚姻走到了尽头。

## 决定比风险计算更复杂

行医30年间，我经历了几百例动脉瘤手术。后来，我再婚了，几年之后便会退休。星期一上午，我骑车去上班，那天有一例动脉瘤手术。一阵热浪刚刚退去，浓密的雨云笼罩在伦敦南部的上空。昨晚下了一夜的大雨，路上的车辆很少，似乎大家都要外出度假。医院正门前的水沟正在涨水，路过的红色大巴将一波又一波的雨水冲向人行道，有几名员工步行上班，在巴士经过的时候要跳起来躲避飞溅的泥水。

现在我已经很少做动脉瘤手术了。虽然辛辛苦苦、经年累月学会的全部技术使我成为一名动脉瘤外科医生，但由于技术革新，这些技术都被淘汰了。现在，不需要外科手术开刀，只需将穿刺针置入患者的腹股沟，通过它将导丝及导管向上推进脑动脉。在放射科医生（而非神经外科医生）的控制下进入动脉瘤，使其从内部封闭，而不是手术时从外部人为夹住。毫无疑问，相比外科手术，患者更乐于接受上述治疗手法。

尽管神经外科的地位已今非昔比，但神经外科医生的经验损失反而成为患者的福音。现在，我的大部分工作都与脑瘤有关，例如神经胶质瘤、脑膜瘤、神经鞘瘤等。在这些专有词汇中，表示"瘤"的后缀（-oma）源于古希腊语，意为"肿瘤"，而它们的前半段代表肿瘤生长的细胞类别。有时，一些动脉瘤无法通过弹簧圈进行内部封闭，遇到这种情况时，我在一大早去上班的路上，就能找到久违的紧张与兴奋。

通常，上午的工作从例会开始，这种惯例已经延续了20年，我是受到了系列刑侦剧《希尔街的布鲁斯》（*Hill Street Blues*）的启发：每天早晨，拥有超凡人格魅力的警长都会召开简短的工作会议，首先对下属进行训教和指示，然后便会驱车上街巡视，警笛呼啸，威风凛凛。当时政府开始减少初级医生的工作时间，据称原因是医生经常加班，身心疲惫，而这无疑令患者的生命受到威胁。

然而初级医生并未因睡眠充足而更加谨慎，工作效率也并未提高。相反，他们变得越来越不满，越来越不可信赖。我想，这是因为他们现在实行轮班工作制，已经失去了以往长时间工作时的使命感与归属感。我希望在每天早晨例会时，请大家讨论最近的入院病例、会诊教学以培训年轻医生、制订患者治疗计划等，这样我们便可以重新找回失去的团队精神。

　　不同于枯燥无聊、死气沉沉的医院管理层大会，我们的例会很受欢迎。医院管理层大会通常发布近期目标，或者称赞新的医疗路径（Care Pathways），而我们的神经外科例会则与前者完全相反。早晨 8 点整，在漆黑密闭的 X 光视片室里，我们会查看那些脑扫描图像并高声讨论，嘻嘻哈哈，不时拿这些可怜的患者开玩笑。一共十几名顾问医生和初级医生组成的团队围成一个半圆形坐着，看起来就像在星舰"进取"号上列队。

　　我们的面前是一排显示器，脑扫描图投射到白色墙面上，现实的黑白图像要比实际尺寸大得多。其实，这些扫描图是属于 24 小时内急诊收治的患者的，其中许多人面临着致命的大出血、严重的头部创伤或者脑瘤的折磨。我们则坐在这里工作，神清气爽、嘲讽揶揄，以超然冷漠的态度审视着表达人类痛苦和灾难的影像，希望能够找到一些有趣的病例来进行手术。初级医生会给我们描述病情、介绍病史，年复一年、日复一日，可怕的悲剧和天灾每天都在发生，似乎人类的痛苦永远没有尽头。

　　我像往常一样坐在后排的角落里，坐在前排的是高级住院医生，后排是外科实习生和专科注册医生。我问他们有哪位初级医生在急诊值过班。

"有个替班医生，"一名注册医生回应道，"他现在已经累得不行了。"

"已经有 5 名医生周五全天 24 小时在岗值守了。"一个同事说。

"5 个！每隔 4 个多小时急诊就要交接班！太乱了……"

"还有什么要说的吗？"我问道。一个初级医生从椅子上站起来，走到位于房间前部的电脑旁，敲了几下键盘。

"一个 32 岁的女患者，"她话语简洁，"今天手术，术前有头疼症状,已经拍过脑扫描图。"她一边说，一边把脑扫描图投射到墙壁上。

看着眼前这些年轻的高级住院医生，我感到一丝尴尬，因为他们的名字我一个都没记住。25 年前我成为顾问医生时，整个科室只有两名高级住院医生，现在已经有 8 名了。以前我对每个高级住院医生都很熟悉，可以叫出这些人的名字，并且对他们的专业方向也很感兴趣。然而，如今的高级住院医生就像患者一样来了又走，进了又出，流动性非常大。我请他们中间的一名医生描述一下墙上的扫描图，由于叫不出她的名字，我当众表达了歉意。

"是阿尔茨海默病！"一名有失恭敬的注册医生在房间后面的暗处大声说道。

这名高级医生自报家门，她叫艾米丽。"这是一个大脑的 CT（Computed Tomography，电子计算机断层扫描）。"她继续说道。

"是 CT，我们大家都知道，但是那能说明什么问题呢？"

接下来是一片令人尴尬的沉默。

过了一会儿，我对她心生怜悯。我走到前面解释道，大脑的动脉就像树的枝杈，不断向外扩展，而动脉也会变得越来越细。我指着动脉上一个小小的突起，它简直就是一颗致命的樱桃。我望着艾米丽，希望她能给出答案。

"那是动脉瘤吗？"艾米丽问道。

"这是一颗位于右侧大脑中动脉的动脉瘤。"我回答道。我继续解释，那个患者的头疼实际上非常轻微，它与动脉瘤同时存在但彼此毫无关联，而医生也只是碰巧发现了动脉瘤。

"谁要参加下一轮考试？"我转身问那一排专科注册医生，他们在培训结束前都要参加卫生部组织的神经外科考试。我会定期进行督促，让他们提前做好准备。

"这是一颗还未破裂的动脉瘤，直径 7 毫米。"菲奥娜说道。她是一名经验丰富的注册医生。"根据合作研究的结果得知，每年肿瘤破裂的风险概率是 0.05%。"

"如果动脉瘤破裂会怎样？"

"15% 的患者会立即死亡，另外 30% 的患者由于再次出血会在数周内死亡。综合分析，每年的死亡率是 4%。"

"很好，你知道这些数据。不过我们该怎么做呢？"

"询问一下放射科专家是否能进行栓塞处理。"

"我已经问过了，他们说做不了。"

介入放射学专家，即 X 光科室专科医生通常能够治疗动脉瘤，不过他们告诉我，如果动脉瘤形状不规则，就只能通过手术借助放置夹子的方式处理。

"你可以做……"

"一定要这样吗?"

"我不知道。"

她说得对，我也不太清楚应该如何处理。假如我们没有立即采取治疗措施，患者最终可能会发生大出血，造成严重的脑卒中或者死亡。但是她也可能在多年后死于其他疾病，而动脉瘤一直没有破裂。患者一切正常，只是因为头疼才做了脑扫描，但这无关紧要，现在头疼的症状已经有所好转。

动脉瘤的发现只是巧合。如果我来做手术，可能会使患者脑卒中，毁了她一辈子，这种风险的概率是 4% 或 5%。因此，手术的急性风险与放弃手术、任病情自由发展的概率不相上下。如果我们不采取任何治疗措施，她将终生坐立不安：动脉瘤就在她的大脑里，随时可能夺去她的生命。

"那么，我们该怎么办?"我问。

"要不，去和患者商量一下?"

几周前，我在门诊第一次见到这位女患者。全科医生给她做了脑扫描，之后转到我这里治疗。病历报告中只提到患者的年龄是 32 岁，动脉瘤未破裂。她是一个人来医院的，穿着体面，留着一头乌黑的长发，头上架着一副墨镜。她走进了沉闷的门诊室，坐在桌边的椅子上，把设计精美的名牌包放在了椅子边的地板上。她的表情很焦虑。

我为让她久等而表示歉意，略微迟疑了一下，然后继续与她交流。我不想立刻询问患者本人及其家庭的具体情况，如果会面以这种方式开始，就表明我认定她已经病入膏肓了。我问了问她头疼的情况。

她向我讲述头疼的情况，表明已经有所好转。仔细想一下，头疼当然不会造成什么伤害，头疼的主要诱因通常与其本质属性有关。她的私人医生为她做了检查，希望常规的脑扫描能免除她的担心，结果引出了新的问题。尽管这位患者不再饱受头疼的困扰，现在却十分焦虑和紧张。她一定在网上查过，知道脑袋里有一颗定时炸弹，随时可能被引爆。几个星期以来，她一直在等着与我见面。

我给她看了电脑里的血管造影[①]，并向她解释，那颗动脉瘤的体积非常小，有可能终生都不会破裂。通常大的动脉瘤比较危险，必须要接受治疗。我告诉她，手术风险几乎与动脉瘤破裂后脑卒中的风险相差无几。

"一定要手术吗？"她问。

我告诉她，如果要接受治疗就必须手术。现在首要问题是她是否同意接受治疗。

"手术会有什么风险？"说着她就哭了起来。我告诉她致残或者死亡的概率是 4%～5%。

"如果不手术呢？"她擦了擦眼泪问道。

"也有可能动脉瘤终生不破，这样你就可以安然度过一生。"

"他们都说你是国内最好的神经外科医生。"她说这句话时，显现出焦虑的患者惯用的天真来缓解恐惧。

---

[①]血管造影是一种介入检测方法，将显影剂注入血管里，因为X光无法穿透显影剂，血管造影正是利用这一特性，通过显影剂在X光下所显示的影像来诊断血管病变。——译者注（如无特别说明，文中注释均为译者注。）

"我不是最好的神经外科医生，但肯定是最有经验的。我会尽最大的努力，也肯定会对手术中发生的一切状况负责，但是否决定手术是你自己的事。如果我知道怎样做会降低手术风险，我会告诉你的。"

"如果生病的是你，你会怎么办？"

我犹豫了一下。问题是我现在已经61岁了，已经度过了人生最美好的时光，我也清楚自己已经渐入老年。另外，我们之间的年龄差距表明，我余下的时间并不多，因此不接受手术、任凭动脉瘤破裂而死亡的风险对我来说更低一些，接受手术的死亡风险更大。

"我会选择放弃手术。"我说，"但很难对这件事泰然处之。"

"我要手术。"她告诉我，"我不想让这个东西在我脑袋里待一辈子。"她坚定地指着自己的头说。

"你先不用急着做决定，回家和家人商量一下吧。"

"不用了，我已经决定了。"

之后很长一段时间内，我什么都没说。我无法确定她是否听到了我所阐明的手术风险。不过，这时反复思量没有任何意义，我们沿着医院长长的走廊来到了秘书办公室，安排手术时间。

## 天堂与地狱近在咫尺：手术台上的意外

3个星期后，一个周日的晚上，我步伐沉重地走进了医院。与往常一样，我去探视第二天接受手术的那位女患者及其他患者。

事实上，我非常不情愿来到医院，那天我烦躁不安，一直在想，自己要硬着头皮去见她，直面她的焦虑。

每周日傍晚，我都会骑着自行车来医院，同时心中充满了不祥的预感，这种感觉似乎只存在于从家通向医院的路上，无论我接手的是哪种手术，都会出现这种感觉。这次夜访只是例行公事，是工作多年形成的习惯。虽然我使出了浑身解数，但仍旧无法调整自己的心态，无法摆脱周六下午的心神不定与惴惴不安。当我沿着安静的后街骑行时，总感觉会有死亡或厄运降临。一旦见过患者，与他们稍加交谈，并说明一下第二天的手术将会如何进展，我便不再害怕，如释重负般地回到家里，准备迎接第二天的手术。

那位女患者躺在病房拥挤的角落里，我希望她的丈夫能够和她在一起，那样我就可以与他们俩同时交谈。不过，她却告诉我，她的丈夫先离开了，孩子们还在家里需要照顾。我们聊了几分钟，说明了手术的情况，既然她已经决定，就没有必要强调风险的事。风险在门诊已经说过了。不过，在患者签署复杂的手术知情同意书时，我还要提一下。

"你需要多休息。"我嘱咐她。"我肯定会的。这是当下最重要的事。"对于我的玩笑话，她笑着回应道。我在手术前夜经常与患者开这样的玩笑。她可能也清楚，在医院里所能做的就是安静休息，特别是第二天早晨还要动手术。

我见到了另外两名即将接受手术的患者，便又向他们介绍了手术的详细情况。签署手术知情同意书后，他们便声称将一切都托付给我了。焦虑具有传染性，信心也一样，走向医院的停车场时，我感到患者的信任给了我很大的鼓舞。我就像一名船长：船上井井有条，大家各就各位，甲板收拾得干干净净、整整齐齐，玩味着这些航海词语，我的心情很轻松，就等着明天一系列的手术了，很快离开医院回家。

早晨例会后，我来到了麻醉室，患者躺在担架车上，正准备接受麻醉。

"早上好。"我语气尽量轻松些，"昨晚睡得好吗？"

"很好。"她平静地答道，"一晚上都挺好。"

"一切都会好起来的。"我说。

我只是想再次确认她是否真的了解手术所面临的风险，也许她只是勇敢、天真，并没有真正理解我的话。

在更衣室，我脱掉便装，换上手术服，一位同事也换好了衣服。我问他当天都安排了哪些手术。

"哦，只有几例背部手术。"他说，"你的是动脉瘤手术？"

"动脉瘤没有破，但最麻烦的是，如果患者醒来之后发现自己残废了，那你只能怪自己技术不精，毕竟术前他们一切安好。如果术前动脉瘤就破了，至少可以认定他们的残疾是先前的出血造成的。"

"确实，但没有破裂的动脉瘤往往更容易处理。"

我走进了手术室，注册医生杰夫正在把患者抬上手术台。虽然每年都会有一批美国医生到我们的科室进行为期一年的神经外科培训，但是很少见到西雅图人，不过杰夫就是其中一员。与大部分美国受训医生一样，他出类拔萃。杰夫把女患者的头紧箍在手术台上，铰链架上的 3 颗钢钉穿过头皮钉进头骨，这样患者的头就不会移动了。

我答应过她尽量少剃头发，杰夫就从前额剃起。之前我们都会把患者的头发剃光，这令他们看上去像个囚犯。其实，没有任何证据表明剃光头发会降低伤口感染率，但这已成了冠冕堂皇的理由。我怀疑，真正的理由是要让患者失去人性尊严，这样更有利于手术的进行。

我们尽可能少地剃掉了患者的头发之后，便到消毒槽洗手，然后戴上口罩、手套，穿上手术服，回到手术台前，开始手术。助手会给患者头部涂上抗菌剂，再用消毒毛巾盖住，这样就只能看到手术部位，同时消毒护士要安装、调试手术设备和工具。仅仅这些程序就要花费 10 分钟。

"刀，"我对消毒护士欧文说道，"我要开始手术了。"我又对手术台另一端的麻醉师大喊一声。

借助气动磨钻，30 分钟后，我打开了患者的头骨，头骨内侧凹凸不平的部分则通过磨钻使其平滑。

"撤掉灯，把显微镜和手术操作椅拿过来！"我大声喊道。或许是出于兴奋，或许是我希望声音盖过手术室内仪器设备发出的格格声、嗡嗡声和嘶嘶声。

如今的双筒手术显微镜的确不可思议，我深深地爱上了这台仪器，就像一个技术好的手艺人钟爱自己称手的工具一样。它价值 10 万英镑，重达 250 千克，但是平衡度非常好。一旦固定好，这台显微镜就像一架吊车，带着勤学好问和丰富的思想靠近患者的头部，而我通过前头的双筒，向下就可以窥见患者的大脑。镜头轻如鸿毛，在我面前的平衡臂上自由移动，轻轻动动手指控制按钮就可以将其控制。镜头不仅具有放大功能，还可以照明，打开明亮的氙气灯，光束所到之处瞬间亮如白昼。

两名手术室护士弯下腰，费了很大的力气才把笨重的显微镜慢慢推到手术台前，我随即钻进后面的手术操作椅上。这是个带有可调节靠手的特制座椅。此时此刻，我的内心充满了敬畏。我并未完全失去那种天真的热情，正是带着这种热情，30年前我第一次目睹了动脉瘤手术的全过程。我就像一个中世纪的骑士，跨上战马，追杀神话中的魔兽。从显微镜里看到患者大脑的镜像的确有些不可思议，镜头里的影像比外部的世界更清晰、更明显、更艳丽。

阴暗的医院走廊、各种机关协会、文山会海和协议规章都属于庸俗的外部世界。显微镜镜片价格不菲，但它造就了不同寻常的深邃和清澈，使我对神秘的渴望愈加强烈。这完全是个人之见。此刻，手术团队就在我的四周，他们可以通过连在显微镜上的视频监视器看着我进行手术的全过程。我的助手就在我的身边顺着侧壁往下看。走廊里贴着许多有关医院管理的布告，每张布告中都公开宣扬团队合作和广泛交流的重要性，但对于我来说，这仍旧是一个人的战斗。

"好了，杰夫，我们继续。再给我拿一个牵开器。"我吩咐欧文。

我从中选了一个牵开器。它是薄薄的弹性钢片，一端像吃圆筒冰淇淋时用的扁平木片，而我要把它放在患者额叶下方。首先，我要向上提拉整个大脑脑体，使其离开颅骨底面（外科专业术语叫做"升位"）。在这一过程中，我必须小心翼翼，以毫米为单位进行提拉，进而大脑下方逐渐形成了一个狭小的空间，沿着这个空间我们可以慢慢接近那颗动脉瘤。多年来我一直借助显微镜做手术，它已经成为肢体的延伸。用到显微镜时，我就像顺着显微镜钻进了患者的大脑，显微工具的最前端就像我的指尖一样触到肿瘤。

我把颈动脉指给杰夫看，随后让欧文去拿显微剪。我小心翼翼地切开了大动脉周围蛛网膜的薄膜，正是这条动脉使人类的半个大脑充满了活力。

"多么奇妙的景观啊！"杰夫感叹道。这的确很奇妙。此时，我们在给动脉瘤做手术，灾难性的破裂还未出现，因此，这次对大脑的解剖做到了清晰和完美的水准。

"再来一个牵开器。"我吩咐道。

现在有了两个牵开器，我开始牵开额叶和颞叶，它们紧贴在一起，中间隔着一层薄膜，学名叫蛛网膜。该词源于希腊语，意为"蜘蛛"，因其形状如蛛网而得名。脑脊液（简称 CSF）如液体水晶般清澈透明，在蛛网膜成绺的细丝中循环流动，在显微镜的灯光下，像白银一样闪闪发亮。透过脑脊液，可以看见光滑的大脑表面呈黄色，红色的毛细血管蚀刻在上面。这些毛细血管又称为小动脉，呈现出十分漂亮的枝杈状，就像从空中俯瞰所见江河的支流。光亮的暗紫色静脉在两个脑叶之间流过，向下直通大脑中动脉，最后到达动脉瘤。

"太棒了！"杰夫又叫起来。

"脑脊液里没有血也没有感染时，以前我们都把这种情况称为'清亮'，"我对杰夫说，"可能现在得使用'无菌'这个专业术语了。"

很快，我锁定了目标——大脑中动脉。实际上它的直径只有几毫米，但在显微镜下看起来很粗大、很吓人。这根粉红色大血管的起搏频率与心跳保持同步，它正一脸凶相地在那里悸动着。我要顺藤摸瓜深入下去，直抵位于大脑两叶之间的侧裂，去寻找深藏在那里的动脉瘤。动脉瘤就长在动脉血管上。如果动脉瘤破裂，分离大脑中动脉将会是一个漫长曲折的过程，因为新近的出血通常会使两片脑叶粘连在一起。由于分离过程杂乱无章、困难重重，我非常担心也许就在进行上述操作时，动脉瘤又一次破裂。

我分开两片脑叶，轻轻地把它们抻开，一手用显微剪切断了将脑叶绑在一起的蛛网膜，同时用一块吸盘清除血液和脑脊液。大脑皮质上有许多血管，为防止出血模糊视线、破坏大脑的血液供应，必须尽量避免撕破静脉和微小动脉。

有时，如果分离工作过于困难、紧张或危险，我也会暂停，把手放在扶手上歇一会儿，看一眼正在接受手术的大脑。当我看着由脂肪、蛋白质和包围缠绕在周围的血管组成的隆起团块时，我会想：人类的思想难道就是从这样的东西中产生的？答案是肯定的，就是它们。这种思想本身就很疯狂、不可理喻，我便继续进行手术。

今天的分离比较容易，就像大脑装了拉链，轻松地就拉开了脑叶。因此，我只需要做一点点任务——迅速分离额叶和颞叶，几分钟后我们就看到了动脉瘤，它已经与周围的大脑和暗紫色的静脉完全脱离，在显微镜的明亮灯光照射下熠熠发亮。

"很好，它正等着我们呢，是吧？"我对杰夫说，同时突然感到一阵轻松，因为最危险的阶段已经过去。在这种手术中，如果动脉瘤在医生接触之前就破裂，出血的情况极难控制：大脑瞬间肿胀，动脉血上涌，手术部位会立刻出现大量鲜血，形成红色的漩涡，透过这个红色的涡流，你必须竭尽全力找到动脉瘤的精确位置。由于显微镜的放大作用，你会感觉视线被一片血海吞噬。如果无法迅速止血，那么一夸脱（英制 1 夸脱约合 1.136 升）血液从心脏进入大脑之后，患者在几分钟内就会失去数升血液。动脉瘤过早破裂引发的灾难使患者生还的希望极为渺茫。

"让我看看夹子。"我说。

欧文递给我一个金属盘，里面装着亮晶晶的钛金动脉瘤夹，它们大小不一、形状各异，用以应对处于不同状态的动脉瘤。我从显微镜中看了看动脉瘤，又瞧了瞧这些夹子，然后视线又转回到动脉瘤。

"6 毫米，短直角的。"我吩咐道。

欧文挑了一个夹子装在了持夹器上。持夹器结构简单，有一个把手和两个弯曲的弹簧片，两端啮合在一起。夹子会装在把手的顶端，你需要做的就是按压把手的弹簧，使夹子的夹片张开，小心地把夹片放在动脉瘤的颈部，然后轻轻地使弹簧片在手中分开，这样夹片就锁住了动脉瘤，封住了动脉瘤寄生的动脉，血液无法进入其中。最后使持夹器的弹簧片完全分开，夹子一旦从持夹器上分离，你就可以收回持夹器，而夹子则夹在动脉瘤上，伴随患者一生。

那是我们期望发生的情况，至少在我过去做过的上百次类似的手术中经常出现。

这颗动脉瘤看上去很容易处理，所以我请杰夫来做。首先，我要从手术操作椅上下来，这样他才能接替我。我的助手和我一样，虽然动脉瘤向我们发出的召唤是致命的，但也非常诱人，我们对此很敏感。他们也很渴望亲手做一例类似的手术。然而，现在的绝大多数动脉瘤手术都是从内部栓塞而不是从外部夹住，这就意味着我无法为他们提供常规培训。偶尔有一例符合培训要求的手术，我也只能让他们做最轻松、最简单的部分，而且还要在我寸步不离的严密监督之下进行。

杰夫就位后，护士递给他装好夹子的持夹器，然后他小心翼翼地移动夹子靠近动脉瘤，看来一切正常，顺着助手的镜臂，我紧张地看到夹子围着动脉瘤在不停地晃动。

无论是心理压力还是技术难度，总之，培训一名初级医生要比自己亲自手术难上100倍。

过了一会儿，也就是几秒钟，但那感觉绝非几秒，我实在忍不住了。

"真是笨手笨脚，不好意思，还是让我来吧。"杰夫一声不吭地从座椅上滑下来。他脾气急躁，经常向领导抱怨，更别说在这种情况下保持冷静。我们又换回了之前的位置。

我接过持夹器，朝动脉瘤上放。我按了一下把手上的弹簧，但是没有反应。

"妈的，夹子没动！"

"我刚才就这样。"杰夫一脸委屈地说道。

"真是见鬼了！好吧，给我换一个持夹器。"

这一次我很轻松地张开了夹子，将夹片夹在了动脉瘤上。我一松手，夹片闭合，正好夹住了动脉瘤。动脉瘤被制服了，皱缩起来，因为里面已经没有高压的动脉血了。我长舒了一口气，当动脉瘤最终得到妥善的处置时，我总会如此。但令我感到恐惧的是，第二个持夹器有着更加致命的缺陷，夹子夹紧动脉瘤后，持夹器无法释放夹子，所以我的手一动也不敢动，唯恐把这颗微小、脆弱的动脉瘤从大脑中动脉上撕扯下来，造成大出血。我坐在座椅上一动不动，手也似乎僵在那里。如果动脉瘤被意外地从寄生的动脉上撕下来，通常为了止血，医生只能牺牲这根动脉，但这会导致患者发生严重的脑卒中。

我大声诅咒着，但尽力保持手的平衡。

"现在怎么办？"我并没有对单独某一个人大喊。几秒钟（这几秒有如几分钟那样漫长）过后，我意识到除了冒着将动脉瘤弄破的风险摘掉夹子之外，别无选择。我重新闭合了持夹器的把手，令人倍感宽慰的是，夹片很轻松就打开了，动脉瘤又迅速鼓了起来、恢复活力，动脉血随即涌入。我感觉它好像在戏弄我，眼看就要破裂了，但就是没有破。我身子靠在座椅上，嘴里骂得更厉害了，随手把那个恼人的工具扔到了外面。

"以前这种事从来没有发生过，"我大叫着，但很快平静下来，笑着对欧文说，"这是我这辈子第三次把工具扔在地上。"

我要再等几分钟，另外找一把持夹器。造成持夹器失灵的原因也很奇怪，竟然是铰合处僵硬。后来我才想起 30 年前曾与一名医生交谈，那时我还在他手下受训。他告诉我，有一次他遇到了同样的问题，但他的患者远没有我的患者那样幸运，他是我认识的唯一一个在使用持夹器之前会检查的医生。

医生们总是津津乐道"医学的艺术与严谨"。我向来不以为意，并认为这个词组非常做作。我更喜欢将从事的工作视为一门手艺。夹动脉瘤就是一门手艺，这需要多年的练习。当动脉瘤出现在你的面前时，便需要你下手处理。然而，经过一番惊心动魄的追猎，仍有一个至关重要的问题亟待处理：如何用夹子夹住动脉瘤。更重要的是，你是否完全夹住了动脉瘤的颈部，而并未损坏它寄生的那根关乎性命的动脉。

这颗动脉瘤看起来很容易处理，但我的神经过于紧张，不敢再让助手继续，于是我拿了一把新的持夹器，亲自操作。这颗动脉瘤的形状使夹子无法完全穿过其颈部，我注意到有一部分瘤体超出了夹子边缘。

"没夹好。"杰夫提醒我。

"我知道！"我厉声道。

现在是手术的攻坚时刻，我稍微打开夹子，重新选择最佳的位置，但在这一过程中，动脉瘤可能会被撕裂，那时我只能眼睁睁看着动脉血像喷泉一样透过显微镜向自己涌来。另一方面，如果动脉瘤颈部没有完全锁闭，也有一定的危险，很难确定危险系数，但患者将来某一时刻会出现第二次大出血。

一位著名的英国外科医生曾经说过，外科医生必须要拥有钢铁般坚强的意志、狮子般强大的心脏、女人般精巧的双手。上述品质我都不曾拥有，相反，在动脉瘤手术的关键时刻，我必须要有一股强烈的意愿，那就是想方设法把手术完成，将夹子放在合适的位置，但是有可能放得并不完美。

"优秀的敌人是卓越。"我对助手大声咆哮。对他们来说，手术仅仅是一场精彩刺激的观猎。看到我处理动脉瘤时没有发挥出应有的水平，他们会获得某些快感，因为他们不必收拾动脉瘤撕裂后留下的烂摊子。如果那种事真的发生了，他们就会兴奋地看着自己的上司在血海中挣扎。当我还是一个实习生时，就很享受这种快感。另外，在我巡视病房时，看到了受到伤害的患者，他们也体会不到我心里承受的煎熬，也不必为发生的灾难承担任何责任。

"哦，很好。"我通常会这样回应他们的漠然，事实上我为这些助手感到可耻。不过，我又想起了过去上百例手术中夹过的动脉瘤，与大多数的神经外科医生一样，通过实战演练我成了一个有经验的老手。一些刚刚入行的医生过于谨慎，只有经过无数次的实践练习，他们才能意识到一定可以渡过难关，但起初，一切看起来却是如此恐怖、如此艰难。

我小心翼翼地打开夹子，沿着动脉瘤轻轻地向前推进。

"还是有个地方出来了。"杰夫说道。

有时遇到这种情况，以往动脉瘤手术的那些梦魇就会在我眼前像幽灵一样一队一队经过，在记忆中已经消失多年的容貌、名字与悲伤的家属又突然闪现。当我努力挣扎着心平气和地完成手术、直面大出血造成的恐惧时，在内心深处某些无意识的地方，所有的幽灵都聚在一处，关注着我，而我要迅速做出决定是否再重新放夹子。同情与冷漠、内心的恐惧与精湛的医术之间将上演一番较量。

我再一次重放夹子，看来这次终于成功了。

"这次可以了。"我说。

"棒极了！"杰夫兴奋地说，但有些遗憾自己没有亲自完成。

## 忘记医生就是终极成就

其余的工作留给杰夫，我来到手术室旁边的外科休息室，躺在了宽大的红皮沙发上。这是几年前我为科室购置的。随后我又想到，人生中的许多经历都是机缘巧合。神经外科手术后，所有的患者都会被麻醉师迅速唤醒，这样就可以知道他们的身体是否遭到了某些伤害。对于比较复杂的手术，所有的神经外科医生都会焦急等待麻醉失效后患者的苏醒，就像这台手术，虽然明知不会造成伤害，也要如此。她醒来后一切正常，我查看过后就离开医院径直回家。

骑着自行车从医院出来，天上乌云阴沉，不过我心里有那么一点愉悦，以前动脉瘤手术成功后，我也会有这种感觉。年轻时，顺利做完一天的手术后，我会感受到一阵强烈的振奋；当助手跟在我身边去各病房巡视时，患者和家属会对医生表达诚挚的感激，而我就像战斗胜利、成功占领阵地的三军统帅。过去那些年，有太多的灾难和意想不到的悲剧发生，我出现了太多的失误，以至于无法体会与此时类似的愉悦心情。

总体而言，我对这次手术的过程非常满意。我避免了灾难的发生，患者的状况也比较良好。我想，这种透彻心扉的感觉除了神经外科医生之外，几乎没有人体会过。心理学研究表明，实现个人幸福最可靠的方式就是使别人快乐。我用成功的手术给许多患者带来了快乐，但也有许多可怕的失败案例。事实上，大多数神经外科医生一生中都会不时出现几次深深的绝望。

那天晚上，我又回到医院去看望这名女患者。她上身直直地坐在床上，一只眼睛又青又肿，额头高高鼓起，接受这种手术后许多患者在接下来几天中都是这种状态。她告诉我，她感到恶心、头疼。当我迅速采取措施为她进行脸部消肿、减轻术后疼痛时，她的丈夫坐在我的旁边，一直瞪着我。

也许我本该表达更多的同情，但经过九死一生的手术，我发现自己已经很难再认真地处理术后的琐事。我告诉患者手术十分成功，她很快就会恢复。很遗憾手术之前我没有机会与她的丈夫好好聊一聊，以往我很重视与家属的沟通，可能他对手术风险的预知没有妻子那么透彻。

作为一名神经外科医生，患者完全康复把我们忘却，我们就会有成就感。所有患者都会在手术成功之后立刻对我们表示感激，但是如果这种情绪一直持续下去，那就通常意味着潜在的疾病还没有被根治，他们担心将来某一天还会需要我们。

患者认为自己必须恭敬地对待我们，仿佛我们都是瘟神，后者是他们命运中不可预测的因素。他们会给我们送礼物、寄贺卡，称我们为大英雄，有时甚至叫我们上帝。然而，当患者返回家中继续生活，再也不用与医生打交道的时候，我们的成就感才最终实现了最大化。

毫无疑问，他们心存感激，但又满怀欣喜地把医生和恐怖的疾病抛到了九霄云外。也许他们从来没有意识到手术曾经多么危险，他们能恢复得这么好是多么幸运。或许，只有神经外科医生在那一刻最清楚，天堂与地狱之间的距离近在咫尺。

# Do No Harm

## 第 3 章

## 说话脸红也是一种病

　　我真想问问他们，像我这样重要的神经外科医生顺利
完成一天的手术后还要排队结账，想想真是让人生气。不
过转念一想，医生的价值正是用他人的生命来衡量的，其
中就包括那些排在我前面的人。

## 术前交流：坦诚相待还是隐瞒实情？

到达医院时，我的心情还不错。今天我有一例小脑血管母细胞瘤手术。这种长在大堆血管上的肿瘤极其罕见，一般均为良性，可以通过手术治疗，如果不接受治疗则非常危险。一般来说，这种手术风险很小，但是如果医生处理不当，便会导致血管破裂进而引起严重大出血。即便如此，手术成功的可能性依然极高。神经外科医生一向对这种手术青睐有加，如果一切顺利，他们不仅能够取得技术突破，还会得到患者的感激。

几天前，我在门诊部见过这名即将接受手术的患者。过去几个月中，他一直头疼得厉害。这位患者今年 41 岁，是一名会计，留着一头棕色卷发，脸颊有些红润，这让他看起来有些腼腆。每次和他谈话时，我都感到非常尴尬；向他解释病情的严重性时，我也不太自在，别扭得很。后来我才弄明白，他之所以脸红是由于患有红细胞增多症，这类患者血液中的红细胞数量较常人多，而血管母细胞瘤——这种特殊肿瘤能够刺激骨髓产生大量多余的红细胞。

"你想要看看你的脑部扫描吗？"我平淡地问他。对所有患者我都会这样问。"好吧。"他回答，但语气有些不确定。扫描图上的肿瘤看起来就像里面涌动着一条条的黑蛇，这是血液急速流经病灶血管造成的。我饶有兴致地看着扫描图，这意味着一例具有挑战性的手术即将到来。这位患者谨慎地看着面前的电脑屏幕，而我为他解释脑扫描图并探讨病情。

"我以前从没病得这么严重，"他的脸上阴云密布，"现在居然得了这种病。""我基本上可以断定，这是良性的。"我告诉他。其实许多大脑肿瘤都是恶性的，无法治愈。与脑瘤患者谈话时，我经常要违背自己的直觉去安抚、宽慰他们，但有时会忘记这件事，这令我十分痛苦，并因手术前过于乐观的态度而懊悔不已。我会向患者保证，如果我认为肿瘤是良性的，那么十有八九就是，然后便会告知他们一套标准说辞：是否接受手术的风险以及验证风险的方式。现在，我告诉眼前的这位患者，如果不切除肿瘤，几个月内他就会死亡。

原则上来说，得到患者的知情同意书非常简单。通常神经外科医生会向患者阐明手术风险，并权衡风险与收益，而平静理性的患者会自行决定是否接受，这就像去超市从一排巨大的货架上选购牙膏一样简单。然而，现实与此截然相反，患者既恐惧又对手术一无所知。他们怎能知道这位外科医生是否胜任手术？事实上，患者只能将希望寄托于医生的超凡能力来克服心理恐惧。

我告诉他，如果手术失败，那么他有 1% ~ 2% 的概率会死亡或脑卒中。事实上，我根本不知道具体的数字，因为这种手术我只做过几例，而像他脑中这样大的肿瘤也很少见。我知道，这类患者万不得已才选择手术，所以我不想让他们担心。手术的风险要比保守治疗小许多。更重要的是，我坚信，对这名患者来说，做手术是完全正确的选择，而且没有人比我更胜任这种手术。对我来说这没有任何问题，因为我经验丰富。然而，对于年轻的医生来说，这种形势会使他们陷入道德困境。但是如果他们不接手这种棘手的病例，他们如何成长？如果他们有一位经验更加丰富的同事，又将如何？

如果患者能够理性思考，他就会询问医生曾做过几例同类手术，然后再考虑是否同意手术。不过据我行医多年的经验来看，这种情况极少发生。虽然有些主治医生毫无经验，但患者还是会将一切托付给他，这的确令人感到恐惧。患者通常不愿得罪主刀医生，即便我自己接受手术时，也很敬畏为我治疗的同事；相反，我知道他们也很怕我，因为帮助一名同事治疗时，根深蒂固的职业超然性与冷漠心理将全部崩塌。所以，外科医生不愿为其他外科医生做手术，这不足为奇。

现在，我告诉这位患者，在大约 100 名像他这样的患者中，会有一两个因手术死亡或永久伤残，他默默地听着。

他点了点头，说出了每个患者都会说的话："对，所有手术都是有风险的。"

如果我告诉他手术失败的风险是 5%、15% 或 50%，他是否会放弃手术？他是否会选择报出较低风险概率的其他医生？如果我并未开玩笑或脸上毫无笑意，他是否会做出不同的选择？

我问他还有什么其他问题，他摇了摇头。他接过我递过去的笔，开始填写那份长长的表格。这些表格很复杂，有几页，黄纸印刷，其中有一部分专门提到了身体器官的法定处理方式。但是他一眼都没看，事实上我还没发现哪个人曾认真地看过。然后，我告诉他手术定在下周一。

## 风险平衡，医生的困境

"叫患者进手术室了吗？"周一早晨，我刚走进手术室就问道。

"没有，"助理麻醉师吴娜（协助麻醉师的手术小组成员）回答，"现在没有血浆。"

"但患者已经在医院里等两天了。"我说。

吴娜是个开朗的韩国人，脸上带着歉意的笑容，什么也没说。

"今天早晨 6 点又派人去取血浆了。"麻醉师一进门就说，"他们必须重做一遍，昨天的血浆是在旧 ERP 系统（Enterprise Resource Planning，企业资源计划）做的，这个系统不知为什么崩溃了，新的电脑系统今天才启用。这位患者会有新编码，从昨天发布的结果中找不到验血报告。"

"那手术什么时候开始？"我问道。想到要等很久，我很不高兴，因为这例手术危险性很高，也很棘手。总之，准时开始、按部就班，无菌手术单按要求放置、仪器设备井井有条地摆放，这对于缓解神经外科手术时医生的紧张情绪十分必要。"至少还要等几个小时。"

我平淡地说,楼下布告上写着新的 IClip（Individual-nucleotide resolution UV cross-linking and Immunoprecipitation,免疫共沉淀法）电脑系统最多只会让患者等几分钟而已。

麻醉师也只是笑了笑。我走出手术室。如果这种事情发生在几年前，我肯定会暴跳如雷，叫嚷着必须采取措施，但现在怒火已经被极度的失望浇灭。我必须承认自己的无能，就像一名医生面对着一所现代化大型医院全新的电脑系统时束手无策一样。

我看见初级医生都在手术室的走廊里围着前台，一个小伙子坐在接待员的电脑前，脸上的笑容很尴尬。他戴着一个白色的 PVC（PolyVinyl Chloride，聚氯乙烯）牌，正反两面都印着蓝字"IClip 系统管理员"。

我一脸疑惑地看着我的高级注册医生菲奥娜。

"我们让他找脑瘤患者的验血报告，他说找不到。"菲奥娜告诉我。

"我应该向那个可怜的患者道歉。"我叹了一口气。事实上，我不喜欢在手术的当天早晨与患者交流。然而，我不想让他们再次意识到人性的尊严与恐惧，我不想让他们知道我也很紧张。

"我已经告诉他了。"菲奥娜的话令我倍感宽慰。

离开那群初级医生回到办公室，我的秘书盖尔和病床主管朱莉正忙得不可开交。朱莉是高级护士，负责为患者安排病床，这是份出力不讨好的差事。医院经常床位紧缺，她每天都在打电话与其他病床主管调换患者，或从神经外科病房接回患者，这样才能保证新收治的患者有床位。

"你看！"盖尔指着刚打开的 IClip 欢迎界面。上面有许多奇怪的名字，如"太平间注销""死亡撤销"和"出生修改"，每项的后面都有对应颜色的小图标，当鼠标滚过的时候会闪亮。

"以后无论什么工作，都从这个疯狂的列表中选择。"盖尔说。

我在办公室里坐下来整理文件，让她自己在这些怪异的图标中仔细选择。这时，电话通知我们患者已经到达麻醉室。

我上楼换了衣服，然后和菲奥娜一起进入了手术室。患者麻醉之后失去了意识，随后被推进手术室。随行的有两个麻醉师、两个担架工，助理麻醉师吴娜推着输液架和监控仪器，手推车后悬着许多管子和线缆。患者脸上盖着大片橡皮膏以保护眼睛，同时也保持麻醉气体管道和脸部肌肉监控线处于合适的位置。这种从人到物的转变也反映了我的心态变化。恐惧逐渐消散，取而代之的是高度的关注与兴奋。

由于肿瘤位于大脑底部，而手术过程中可能会发生失血过多的情况，所以我决定采取坐姿进行手术。失去意识的患者头部系在头枕销上，头枕销则固定在手术台旁的一个亮闪闪的金属架上。手术台被一分为二，前半部可以摇起，以帮助患者坐直。如此一来，手术时既可降低失血的概率，也更易接近肿瘤，但麻醉时稍有风险，因为患者直坐时头部的静脉血压低于室内气压。

如果医生意外拉伤其中一条大静脉，空气很可能进入心脏，这将引起可怕的后果。在所有的手术中，如何平衡风险是一个严肃的问题，也是一项复杂的技术、一种经验、一种技巧，更是一种运气。手术中，两个麻醉师一组，手术室担架工和吴娜一组，我和菲奥娜一组，力求将患者摆好位置。大概半个小时之后，我们才成功地让患者失去知觉的上身保持直立、头部向前低，确保最易出现褥疮的四肢上无压力点，身上的线缆和导管全都处于没有羁绊束缚或拉伸状态之中。

"好了，我们开始吧。"我吩咐道。

手术过程中手术部位几乎没有失血。在脑瘤手术中，只有这种瘤必须全部、一次性切除，因为一旦接近肿瘤，将立刻面对一场大出血。对于其他肿瘤，只需一点一点地"拆卸"，吸住后将内部切除，其余部分会自行皱缩、与大脑脱离，这种治疗方式可以最大限度地减少对大脑的损伤。

固态血管母细胞瘤的处理方式则与其他肿瘤大相径庭，首先必须找出肿瘤和大脑间的界面：轻轻分开大脑和肿瘤表面，形成一个几毫米的缝隙。将大脑表面上的血管和肿瘤表面分开时，止血是必备程序，在此过程中千万不可伤到大脑。这一切都是在高倍显微镜的帮助下完成的，尽管血管很细小，但出血量惊人。毕竟，每分钟心脏就会泵出一夸脱的血液供给大脑。思考需要大量的能量。

如果一切顺利，最终肿瘤将与大脑分离，医生会将它从患者脑中取出。

"全部取出！"我兴奋地朝手术台另一端的麻醉师大叫，手中挥动着解剖钳，它的末端就夹着那颗邋遢的鲜红色小肿瘤，它只有我大拇指指尖一般大小。我们为之紧张焦虑，付出诸多辛苦，似乎看来都不值得。

## 追加查房

一天的手术结束后，我来到康复病房去探视那位血管母细胞瘤患者。他的气色非常好，意识也完全恢复。他的妻子陪在身边，两人对我千恩万谢。

"我们很幸运。"我告诉二人，也许他们认为这是客套谦虚，其实的确如此。

我离开时，在门口按照规定向手上洒了些消毒护手液，这时，急诊值班的注册医生詹姆斯过来找我。

"你是今天当值的顾问医生吧？"他问。

"是我吗？好吧，你有什么事？"

"一个46岁的患者，在当地医院诊断出脑室右颞叶扩张，看来可能是潜在动静脉畸形，昏迷指数五级，刚入院时还能说话。"

脑动静脉畸形是一种先天性异常疾病，病变部位大量血管异常，往往导致致命性大出血。昏迷指数又称格拉斯哥昏迷指数，是一种评估患者意识程度的参数。五级昏迷表明患者处于深度昏迷，濒临死亡。

我问詹姆斯是否看过脑扫描图，患者是否已经上了呼吸机。

"是的。"詹姆斯答道。我向他询问应该如何处理，因为他是级别较高的受训者，我清楚他能够独立应付这个病例。

"马上带患者到这里，"他回答，"他有点脑积水，我会插上一根大口径引流管，然后把凝块取出，至于脑动静脉畸形就束手无策，位置太深了。"

"那就这样做吧，"我告诉他，"患者有可能会救过来，一定要通过'急救通道'立刻把他带来。你告诉当地医生如果不立即处理，那么把患者送过来也没有任何意义。很明显，他们需要在救护车上放置'紧急重症'的标牌，才不至于在路上浪费时间。"

"已经告诉他们了。"詹姆斯兴奋地答道。

"好极了！"我说，"那就开始吧。"然后我下楼回到了办公室。

我骑着自行车回家，路上顺便到超市买了一些东西。我的小女儿凯瑟琳要陪我小住几日，晚上要做些吃的。我已答应她会去买菜。在收银台前，我站在长长的队伍里等待结账。

"今天你们干了什么大事？"我真想问问他们，像我这样重要的神经外科医生顺利完成一天的手术后还要排队结账，想想真是让人生气。不过转念一想，医生的价值正是用他人的生命来衡量的，其中就包括那些排在我前面的人。我安慰自己无需在意，继续在那里排队。另外，我必须承认自己已经老了，即将退休，那时将对这个世界没有任何用处。我应该逐渐适应这种状态。

就在排队时，我的手机铃声突然响起，吓了我一跳。一阵恐惧袭来，电话很可能是我的注册医生打来的，汇报脑瘤患者出现了问题，但当我把要付款的东西摆到收银台，电话另一端却出现了一个陌生的声音。

"你是神经外科的当值顾问医生吗？"

急诊电话通常都是直接打到值班的注册医生那里，因此我接听时很谨慎。

"什么事？"我问。

"我是急诊科高级住院官，"对方自命不凡地说，"这里有一个患者，顾问医生让我给你打电话，因为你的值班注册医生没有回他的消息。"

我立刻火冒三丈。病情紧急为什么急诊科顾问医生不直接给我打电话？同事之间通电话也要讲究礼数。

"不可能，"我一边把掉在地上的十字面包和小柑橘捡起来一边说。可能急诊希望快速协调床位来压缩等待时间，"我 10 分钟前还和他通话了……"

那位急诊科的高级住院官似乎并没有在听我说话。

"一个 67 岁的慢性硬膜下……"他继续说道。

我打断了他，并请他打电话给菲奥娜。今天她不当班，但我知道她仍在医院里。我关掉手机，对一脸困惑的收银员报以歉意的一笑。

我离开超市后非常不安，也许因为患者病危，也许是因为詹姆斯没有回应，之后我给菲奥娜打了电话。我把问题解释了一番并表达了担忧之情，并表示很有可能安排一次紧急治疗，并非试图将患者挡在急诊之外的情况。

之后我回到家中，半个小时后菲奥娜打电话给我。

"你一直在等我的电话吧，"她笑着说，"詹姆斯接到电话了，当时已经赶向急诊那边。现在患者一切正常，他是 81 岁而不是 67 岁，他们完全没看懂脑扫描图，不过这很正常。"

"这些人真可恶。"

我回到家时，已经开始下雨。我换上了运动服，不太情愿地向房子后面的小公园走去。锻炼能延缓老年痴呆。围着公园跑了几圈后，我的手机又响了。

“该死！”我诅咒着。从运动服中拿出手机打算接听时，由于手掌太过湿滑，它掉在了地上。

“我是詹姆斯，出血止不住了。”声音从泥泞的地面上传来。

“怎么回事？”我赶紧把电话从地面上拾起来问道。

“我取出了凝块，下了一个导管，但是遗留的空腔出了许多血。”

“不要紧，垫上速即纱，包好，然后你歇一会儿，去喝杯茶。茶可是最好的止血剂呀！半个小时后我去看看。”

我跑完步，先冲了一个澡，然后抄近路回到了医院。因为下雨，我只好开车。

天色昏暗，大风呼啸，虽然现在已经是 4 月份，但是北部地区一直在下大雪。我把车停在医院地下车库中邋遢的交货区。我知道不该把车停在那里，但是晚上看来也无所谓，那样还可以更快抵达手术室，正常的停车位都离得非常远。

我把头探进了手术室的大门。詹姆斯正在手术台的一端，双手擎着患者的头包扎绷带。他的手术服前襟上都是血迹，脚下也有一大滩血。 显然，手术已经完成了。

“一切正常？”我问道。

“嗯，还行，”他回答，“但是用了不少时间，过程很曲折。”

“你去喝茶了吗？那会帮你止血。”

“没有，没去。”他指了一下身后工作台上的一瓶可乐说。

“哦，难怪止血花了这么长时间！”我说话时带着嘲讽的

语气，表明我不认同他的做法。其他人都笑了起来。大家都很
开心，这例手术结束后，大家终于可以回家了。我照例去查看晚
上要在 ITU 病房度过的肿瘤患者。

这一周，ITU 病房非常忙碌，一间宽敞明亮的病房住了 10
名患者，只有一人意识清醒。这些患者都躺在病床上，身上连着
各种医疗器械，上面的指示灯和红绿色的数字一直在闪烁。每名
患者都配有专门的护士进行护理，病房内有一个宽阔的写字台，
上面放着电脑显示器。许多医护人员都在忙碌着，有些在打电话，
有些在操作电脑，有些在重症监护的忙碌之中抽空跑去喝杯茶。

意识清醒的那个患者就是我的脑瘤患者，他上半身直立坐在
病床上，脸颊看上去仍然红润，但已经完全清醒。

"感觉怎么样？"我问他。

"很好。"他笑了笑，脸上带着一丝倦容。

"你表现得很棒！"我告诉他。医生需要庆祝的原因是他们的
手术非常成功，不过我认为患者也需要庆祝，原因是他们活了下来。

"这里简直有些战地医院的架势。"我一边说，一边指着其
他尊严尽失的患者，以及所有技术设备和周围忙碌的医护人员。
在这些患者中，很少有人能够活下来，或侥幸逃过手术对脑部
的伤害。

"今晚恐怕你睡不了多少时间。"

他点了点头。然后，我下楼来到了地下停车场，踌躇满志。

我发现前挡风玻璃上贴着一张贴条。

"您的爱车已经被锁。"贴条上写道，在下面列出了一系列

指责我无视规则、不尊重他人等行为，并通知我到保卫处报道，缴纳一大笔罚款。

"真是太过分了！"我勃然大怒，同时又失望至极，只能对着周围的混凝土柱子一阵大喊。当我气急败坏地围着车子转了一圈之后，却惊讶地发现，没有一个车轮被锁住。我又看了看那张纸条，才发现上面用圆珠笔加上了"下次"两个字，还打上了两个大大的感叹号。

我开车回家，怒气消了大半，心生些许感激。

# Do No Harm

## 第 4 章

## 戏剧化的一天

　　有个婴儿出生在我们这间阴森恐怖的神经外科手术室令人开心不已,大家都在等待这件难得一遇的新鲜事。唯一令人担忧的是,这次手术要么会恢复米兰妮的视力,要么会使她彻底失明。

## 在颅骨上精准地钻出一个洞

最近，有人请我为医学题材电视剧《霍尔比市》(*Holby City*)的剧组做报告，因此我乘火车从温布尔登来到了伦敦另一端的博勒姆伍德，入住预定的乡村旅馆与剧组见面。在旅馆中，至少 20 人围坐在一张长桌前，他们希望给剧本中的霍尔比市总医院增加一间神经外科病房，因此请我介绍一下神经外科的情况。我几乎毫无停顿地为他们做了将近一个小时的演讲，这对我来说并无难处，但重点可能过多集中在工作中出现的恐怖场景与悲剧画面。

"你肯定有一些精彩的故事讲给我们听吧！那些观众都期待的故事。"其中一个人说完之后，我突然想到了米兰妮。

"当然，"我回答，"许多年前，我给一位年轻的妈妈做了手术，那时她即将临产，视力在逐渐变差……"

那天是星期三，有三名患者要手术。其中两名女患者患了脑瘤，一个小伙子患了腰椎间盘突出。第一个接受手术的患者就是米兰妮，那时她 28 岁，怀孕 37 周，3 个星期前视力开始变坏。星期二下午，米兰妮作为一名急诊患者从当地产前检查诊所转入我所在的神经外科病房，她的脑扫描显示脑部有肿瘤。那天我正在急诊值班，她自然成为我的患者。米兰妮的丈夫开车把她从产前检查诊所送到了我们的医院。

我第一次见到他们的时候，他正带着米兰妮沿着走廊向病房走，一只手扶着她的肩膀，另一只手提着一个手提箱，她的右手则向前摸索着，害怕撞到什么东西，左手按着肚子，仿佛在担心会像失去视力那样失去自己的孩子。我指给他们病房的入口，并嘱咐他们稍后我会和他们讨论下一步该怎样做。

脑扫描显示米兰妮的颅底有一颗脑膜瘤。这颗肿瘤长在覆盖着大脑和脊髓的脑膜上，学名为鞍上脑膜瘤，通常它会向上压迫从眼球伸出直通大脑的视神经。这种肿瘤通常为良性，生长缓慢，但有些肿瘤会有雌激素受体，在女性怀孕期间雌激素水平升高时肿瘤的体积会迅速变大，很明显，米兰妮就属于后一种情况。肿瘤对未出生的孩子并没有危险，但是如果无法迅速切除，米兰妮在几天之内就会完全失明。

相对来说，手术切除这种肿瘤比较容易，然而，如果患者在手术前视力急剧下降，那么术后无法恢复正常视力的可能性很大，而且还存在进一步恶化的风险。我曾做过一例类似的手术，结果患者完全失明。必须承认，那位患者在手术前已经接近完全失明的状态，米兰妮也属于这种情况。

大约一个小时后，我来到病房，米兰妮正坐在病床上，一个护士在旁边协助她办理入院手续。她的丈夫表情绝望，坐在床边的椅子上。我坐到床尾进行自我介绍，然后问她如何发现了问题。

"3周前，我从产前培训班回家，车子一侧蹭到了车库的大门，我也不知道怎么回事，但几天后我就发现左眼看不清东西。"她说话时眼球不安地颤动，眼神就像视障人士一样，无法聚焦。"从那以后，情况就变得越来越糟糕。"她随后补充了一句。

"我先检查一下你的视力。"然后我问她是否能看到我的脸。

"能，"她回答，"但是一片模糊。"

我在她眼前抬起手，伸开五指，问她能看到几根手指。

"我不知道，"米兰妮带着绝望的语气说，"我根本看不到……"

我从办公室拿来了一支眼底镜，这是用于观察眼底的特制手电筒。我调节好眼底镜上的刻度盘，凑过去检查她左眼的视网膜。

"向前看，"我说，"不要直视光束，那样的话你的瞳孔就会变小。"

诗人笔下的眼睛是灵魂的窗口，同时也是大脑的窗口。检查视网膜可以较好地了解与之直接相连的大脑处于何种状况之中，眼底的微小血管和颅内血管的情况非常相似。令人欣慰的是，米兰妮的视神经末端看起来情况不错，并未严重受损，视网膜血管状况也尚可，通过手术她的视力有机会好转，而绝不仅仅让她避免彻底失明。

"情况看来还不错。"看完她的右眼后，我说道。

"我的孩子！我的孩子会怎么样？"米兰妮焦急地问道，很显然与视力相比，她更担心的是孩子。

我握住她的手，告诉她孩子不会有问题，我已经安排了产科医生，他们会在我切除肿瘤之后，立即做剖宫产接生婴儿，两例手术在一次全身麻醉下完成。我的确希望手术能够改善米兰妮的视力，但是必须告诉她和她的丈夫，我并不能确保手术一定会成功，总会存在一些风险导致她失明。最主要的问题是，这颗肿瘤是否紧紧地嵌在视神经中，这一切都要在手术开始之后才能确定。不过我敢肯定的是，不接受手术她会彻底失明。我又补充了几句，在一些贫穷国家，比如乌克兰和苏丹，许多像她一样的肿瘤患者都失明了，原因是延误治疗。

我请米兰妮签署了手术知情同意书，她的丈夫探着身子，握住她的手，拿笔潦草地写下了难以辨认的字迹。

第二天早晨，我与帕特里克合作进行这例手术，他当时还是与我一起工作的高级注册医生。毫无疑问，这次手术引起了大家的关注，产科医生、儿科医生和带着儿科急救包的护士都等在手术室外面的走廊里。医生和护士都很喜欢这种刺激惊险的病例，那个早晨洋溢着一种圣诞节的气氛。

此外，有个婴儿出生在我们这间阴森恐怖的神经外科手术室令人开心不已，大家都在等待这件难得一遇的新鲜事。唯一令人担忧的是，这次手术要么会恢复米兰妮的视力，要么会使她彻底失明。当然，我、米兰妮及其家属心底都有这种担忧。

米兰妮躺在担架车上从女士病房被人推出，来到了手术室，她的丈夫陪在旁边。她隆起的小腹像一座小山丘，上面盖着一张床单，她的丈夫强忍泪水，在麻醉室门口与她吻别，一个护士陪着他离开了手术室。朱迪斯实施麻醉后，米兰妮就被翻过来侧身躺着。朱迪斯进行了腰椎穿刺术，她通过一根大号穿刺针，导入一根白色的细管,借助它将米兰妮的脑脊液全部引出,以便在她的脑内制造出更大的空间(实际上只有几毫米),这样我们就可以实施手术。

剃掉米兰妮的头发之后,我和帕特里克在她的发际线后沿着距离前额 1 厘米的位置划开一道弧形的切口。我们用手指尖紧压着刀口两侧,尽量不让头皮出血,再用头皮夹子夹在皮肤边缘以封闭皮肤血管。然后我们把米兰妮前额的头皮拉下,盖在她的脸上,这时她的脸已经附上胶带以确保朱迪斯的气管插管不受影响。手术的前半段,我一直与帕特里克交谈。

"她很年轻,也很漂亮,"我说,"我们的手术也要考虑美容效果。"我告诉帕特里克怎样在眼眶后的头盖骨上钻一个孔,然后用以发明者吉格利的名字命名的吉格利线锯,在米兰妮右眼上方的颅骨上打开了一个小切口,这是一种可以用来切割奶酪的光亮的丝锯,它能够精密地切割骨头,以往医生使用的电动工具全部被淘汰。用吉格利线锯实施手术看起来非常残忍,当你手拿锯子前后拉动时,血液和骨渣不断腾起,锯子也发出刺耳的声音。但是我告诉帕特里克,最后锯出来的效果精准细密,堪称完美。

帕特里克已经移除了一个小骨瓣,只有 3 厘米长,之后我继续手术,用气动磨钻打磨米兰妮的内侧颅骨。颅底部有一系列隆起,在显微镜下观看就像山脉一样,但实际上只有两三毫米高。把它们磨平之后,大脑下就会腾出一些空间,钻进大脑内部抵达肿瘤的时间便可以最大限度地压缩。我让帕特里克用剪刀剪开硬脑膜。此时,腰大池引流已经起作用,脑脊液被引出后,蓝灰色的硬脑膜，即脑膜的最外层已经收缩、皱起，大脑与颅骨分离开来。帕特里克用有齿镊提起硬脑膜，用剪刀剪开。帕特里克个子不高，做事果断、性格坦率，是典型的亚美尼亚裔美国人。

"剪刀不够锋利，边缘不整齐，剪不断，"剪刀已经卡住了如皮革般坚韧的硬脑膜，帕特里克说道，"赶快换一把。"洗手护士玛利亚转身回到她的器械台上，拿了一把新的剪刀。帕特里克用新剪刀剪开了硬脑膜，向前翻折之后，米兰妮的大脑右额叶顶端呈现在我们的眼前。

人类大脑的右额叶在人体中未发挥任何作用，这是大家的共识。的确，右额叶在某种程度上受损，并不会给人们造成非常严重的问题，然而大范围的损伤会引起一系列的行为问题，也就是所谓的"性情大变"。对于米兰妮来说，这种风险几乎不存在，但是如果我们在抬起右额叶几毫米高以便于触到肿瘤时，损伤了她的大脑皮质，那么癫痫症很可能会伴随她的后半生。由于腰大池引流和颅骨钻孔，米兰妮的大脑看起来还不错，用神经外科医生的话来说，就是足够"松弛"，让我和帕特里克有足够的空间开展手术。

"情况看来不错。"我对手术台另一端的朱迪斯叫道，她正坐在一排显示器和机器前，麻醉状态下毫无知觉的米兰妮身上连着许多导管和线缆。麻醉师只能看到患者的脚底板，然而，朱迪斯担心的不仅是米兰妮的生命，还有她腹中的孩子，毕竟这个孩子和他的妈妈都承受着相同程度的全麻手术。

"很好。"她说。

"把显微镜推进来，给帕特里克一个牵开器。"我吩咐道。笨重的显微镜被推了进来，调好位置之后，帕特里克坐进手术椅，玛利亚拿出一把牵开器，像一把扑克牌似地成扇面展开，他从中抽了一个。我站在一旁，紧张地透过显微镜的助手镜望去。

我告诉帕特里克把牵开器轻轻地放在米兰妮的前额叶下，另一只手用吸引器把脑脊液吸走。他慢慢地把米兰妮的脑子抬起几毫米。

我让他找到了侧向三分之一的蝶骨大翼，然后循着蝶骨向内找到前床突。这些都是重要的骨性标志，游走于大脑下方时，可以给我们指路。帕特里克小心翼翼地把米兰妮的大脑往上抬起。

"是那根神经吗？"帕特里克问道。

我告诉他，就是那根，而且看起来那根神经拉伸的样子令人恐惧。我们看到了红色的颗粒状肿瘤，上面就是我们正在寻找的视神经，它正绷紧地拉伸着，实际上它就是直径几毫米的一根白线。

"还是我来做吧，"我说，"抱歉，由于患者有孕在身，况且她的视力很差，这例手术的确不能作为教学案例。""那倒也是。"帕特里克一边说一边从手术椅中起来，我随即坐在了他的位置上。

我迅速切下了左侧视神经的肿瘤，令我宽慰的是，这颗肿瘤很软，极易吸取。我必须承认，大部分鞍上肿瘤都是这种状态。我右手拿着吸引器，左手持着电凝，很快就把肿瘤摧毁。我一点点地把挖空的肿瘤与视神经分开。这颗肿瘤并没有嵌入视神经中，大约一个小时之后，我们已经可以看到清晰的左右视神经及其连接处。

连接处的学名叫做视交叉，它看起来就像一条微缩的白裤子，但由于刚刚被切除的那颗肿瘤，它看起来特别薄而且被拉扯着。两侧是颈动脉，负责大脑的大部分血液供应，再向后就是脆弱的垂体柄，连接着最重要的蚕豆大小的垂体和大脑。垂体协调全部人体的内分泌系统，位于视神经下部一个叫做"鞍"的小窝中，这就是米兰妮的肿瘤叫做鞍上脑膜瘤的原因。

"全部摘除！赶快关颅，产科医生就可以实施剖宫产了。"我大声向聚在周围的同事们说道。不过，我小声地对帕特里克说，希望上帝能让她的视力恢复。

我和帕特里克把米兰妮的头部缝合包好，以便产科的同事们继续进行手术，娩出婴儿。

我们走出了手术室，儿科医生从我们身边经过，推着儿科呼吸机和抢救设备进入了手术室。

我喝了一杯咖啡，回到办公室处理一些文书工作。帕特里克留在手术室观摩剖宫产手术。

一个小时后，我正坐在桌边口述信件时，他给我打来电话。

"一切顺利，她在重症监护室呢，孩子也在身边。"

"她的眼睛能看见了吗？"我问道。

"还早着呢，"帕特里克说道，"她的瞳孔对光反射有些迟钝……"

似曾相识的恐惧感袭上心头。米兰妮的瞳孔对光反射不正常，可能由于暂时的麻醉作用，但也可能是无法挽回的视神经受损，虽然手术进行得很顺利，但她可能完全失明。

"我们只能等等看了。"我回答道。

"下个患者正在手术台上等着呢，"帕特里克说，"我们现在开始吗？"

我离开办公室和他一起回到手术室继续手术。

## 同一间手术室里的生与死

手术列表上的第二个患者是一名五十多岁的妇女，她的左额叶长了一颗恶性胶质瘤，这是大脑本身的癌变肿瘤。一个星期前我在门诊见过她，当时她和丈夫一起来到医院，他们牵着手，告诉我几周前她是多么困惑、多么健忘。我向他们解释，脑扫描明确显示这是一颗恶性肿瘤。

"我父亲死于恶性脑瘤，"她告诉我，"我目睹他的病情恶化，最后离去，真的非常痛苦。那时我想，有朝一日如果我也患了这种病，我就放弃治疗。"

"如果我为你治疗，运气好的话，你可能会拥有几年有质量的生活，但是放弃治疗的话，你只剩下几个月的时间了。"我无奈地说道。

实际上，我的话可能有些过于乐观。负责大脑中言语功能区域的一半在优势额叶，而脑扫描显示优势额叶处有一颗恶性肿瘤，并且它已经深深嵌入脑内。无论采取何种措施，她都活不过几个月，但毕竟还有渺茫的希望，总会有那么几名患者会多活几年，在数据统计时有几个离群值[①]能够公然挑战实验平均值。

我们达成了一致，准备手术治疗。手术主要由帕特里克完成，我只是辅助。

手术进展顺利，帕特里克钻开她的颅骨、切开硬脑膜之后，我们看见那颗肿瘤已经扩散，体积比两周前脑扫描时更大。我们最大限度地切掉了肿瘤，因为左侧大脑中动脉的末梢分支和肿瘤缠连在一起。我想，我们并未给她带来多么严重的伤害，当然也没有给她带来多么理想的效果。

"头儿，她的手术预期怎样？"帕特里克一边缝合硬脑膜，一边问我。

我拿一把剪刀剪断他手里的缝线，回答："几个月吧。"我告诉了帕特里克关于她父亲的情况以及她对我说的话："任其自生自灭确实很难，但是死亡并非最坏的结果。你知道，瞬间毙命要比苟延残喘好得多。"

帕特里克什么话也没说，继续缝着硬脑膜。有时候，我会与同事讨论，如果我们自己患了恶性脑瘤该怎么办。我们本身就是神经外科医生，对于治疗效果不抱有任何幻想。我通常会告诉他们，我会选择自行了断，但是也未必知道真实决定到底是什么，除非要真正面对那个问题。

把患者的头部包好之后，我认为不会再出现任何问题了。朱迪斯给她翻身，护士用担架车把她推到重症监护病房，之后我便

---

①离群值（outlier）是指在数据中有一个或几个数值与其他数值相比差异较大，医学实验中经常会有离群值的情况出现。

坐下来撰写手术记录。几分钟后，朱迪斯探头向手术室内张望。

"亨利，她还没醒，左眼瞳孔比右眼大得多。怎么办？"

我小声地骂了一句，快速来到重症监护室。在病房的一个角落，我看到了米兰妮，她的床边放着一张婴儿床。我急匆匆地从她身边经过，来到另外一个患者床前，一只手轻轻地扒开她的眼皮，左瞳孔又黑又大，大得像一个碟子。

"我们必须给她做个脑扫描。"我告诉帕特里克，他得知这一突发情况后也连忙赶了过来。朱迪斯为她做了二次麻醉，插入气管插管，接上了呼吸机。我告诉帕特里克请扫描室的员工立刻为她做扫描，不管他们正在忙什么。我根本不想等担架工的到来。帕特里克来到护士站前，操起电话打给扫描室，这时，朱迪斯和护士断开患者身上所有连在监护仪器上的缆线，我帮她们快速地把患者推出监护室直奔扫描室。我们和扫描室的人员一起，迅速把她移到机器上。之后我回到控制室，隔着防辐射的铅化玻璃盯着扫描室，亲眼看着患者头部深入扫描设备中。

我焦虑地看着大脑横切面的扫描图像出现在电脑屏幕上，仪器逐渐扫描到了手术的部位。距手术部位尽管有些距离，但仍然能够看到患者脑深部的大量出血。显然，术后颅内出血是手术中罕见却无法回避的并发症。这次不能再实施手术了，情况很严峻。我拿起操控室内的电话，打给她的丈夫。"恐怕有一个坏消息要通知你……"我很犹豫地开口。

然后，我来到了外科休息室，躺在沙发上，透过棚顶的窗子望着天空，等着她丈夫和女儿的到来。

一个小时后，在重症监护室旁一间狭小的沟通室里，他们抱头痛哭，我身着洗手服，表情也很痛苦。

患者马上就会死去，护士把她推到旁边的一间小屋，把她放在床上。我带着她的丈夫和女儿去见她。他们坐在了床边。她没有意识，无法开口说话，眼睛紧闭，头上缠着不对称的绷带，绷带下面带血迹的头发低垂着，维持生命的呼吸机在一旁发出轻轻的悲鸣。

"她能听到我们对她说的话吗？"她的女儿问我。

我告诉她，她妈妈现在处于深度昏迷状态，即使能听到，也不懂是什么意思，因为出血部位就在大脑的语言中枢。

"她一定要待在医院里吗？她不能回家吗？"

我说，她会在 24 小时之内死亡，在她脑死亡后，呼吸机就会被关掉。

"她走了，实在太突然了，我们本来打算在余下的日子里一起做许多事呢，是吧？"她丈夫转身拉着女儿的手说，"我们还没有做好心理准备！"

"我相信你，"他对我说，"现在仍然相信你，你肯定她不会醒来吗？如果她醒了，发现我们不在这里怎么办？她一定很害怕，我知道她一直不想成为我们的负担。"

"爱是无条件的。"我回答。这时，他的眼泪又止不住流下来。

交谈片刻之后，我告诉他们我必须转身离开，否则我也会哭出来。那对父女含着泪水，嘲笑我的懦弱。离开时我不经意间想到，我曾经答应过这位患者，不会让她像她的父亲那样死得那么痛苦。

回到手术室，帕特里克正疲于应对椎间盘突出术后的止血工作。这是手术列表中的第三个患者，也就是最后一例手术。我半开玩笑地数落着他，快速洗手消毒并且立刻控制了出血。我们一起把这位患者的切口缝合、包扎完毕，然后我回到了 ICU（Intensive Care Unit，重症加强护理病房）去看望米兰妮。她正安详地睡着，她的小儿子就睡在旁边的小床里。米兰妮的病房观察表记录她的瞳孔有了对光反射，负责照顾她的护士说一切正常。另外几名护士有说有笑地围在小床边看着熟睡的婴儿。

　　米兰尼的丈夫兴冲冲地朝我走过来，喜不自禁："她又能看见了，你的医术真是太神奇了，马什先生！她手术后醒来，看到了孩子！她说视力几乎完全恢复正常了！我们的儿子也很健康！真不知道应该怎样感谢你！"

　　我回家的时候，一边走一边想，这真是不寻常的一天。我突然想起了那一天，要不是为剧组做报告的事，我几乎把发生的事全部忘记了。我把这件事向坐在宾馆桌前的《霍尔比市》编剧讲述了一遍，他们既高兴又惊讶。至于他们是否采用米兰妮的病例，我无从知晓。

# Do No Harm

## 第 5 章

### 为乌克兰带来先进医学

　　我实施手术的时候，经常有人观摩，对此我非常反感，而手术进展得不顺利时尤为反感，但这次情况似乎更糟。此刻，我必须镇定自若，展现出一名外科医生的自信，但却不知从何处寻找这种感觉。

## 在众人围观下手术

锯开颅骨，切开硬脑膜之后，我才惊讶地发现这个女人的大脑颜色灰暗，上面覆盖着一层暗红的血液。这里不应该出现血液，很可能手术过程中出现了问题。头上破旧的手术灯发出的光线十分昏暗，我几乎看不清自己在如何操作。对我和同事来说，患者可能出现的术后并发症无法想象，而我必须全力控制越发惊慌的情绪。

接受手术的这名女患者，症状表现为面部剧烈疼痛，学名三叉神经痛。之前为她会诊的医生认为，这种病根本无法接受手术。此时，电视台的录制组在为手术录像，准备在国际新闻中播出；许多医生和护士隔着手术台上方穹拱屋顶的玻璃，像诸神一样俯视着，观察我怎样进行手术。

穹顶的很多块玻璃出现了裂纹和破损，透过手术室上方的宽敞窗户，可以看到外面的雪花飘落在灰蒙蒙的废墟中，到处都是残损的机器和废弃的建筑。我实施手术的时候，经常有人观摩，对此我非常反感，而手术进展得不顺利时尤为反感，但这次情况似乎更糟。此刻，我必须镇定自若，展现出一名外科医生的自信，但却不知从何处寻找这种感觉。

那是 1995 年，我身在乌克兰，离家两千英里（1 英里约合 1.609 千米），在并未得到官方允许的情况下为一名妇女进行脑部手术，这一做法很可能是违法的。在乌克兰，从未有人实施过类似危险系数极高的手术。手术设备是几天前我从伦敦亲自开车运来的二手货。至于我的助手，则是一个名不见经传的初级医生。

在 BBC（British Broadcasting Corporation，英国广播公司）全球服务电台的一次采访中，这家医院的一名神经外科的资深教授竟声称与我合作的这位助手患有精神分裂症。我接受这份工作没有一分钱报酬，相反，我自己还花了不少钱，这倒是千真万确。

我一边极力防止双手颤抖，一边不快地自言自语："我到底在干什么？真的有这个必要吗？"

## "这里的一切都很落后！"

4 年前，机缘巧合，我第一次来基辅，那是 1992 年的冬天。当时我做顾问医生已有 5 年的时间，实践经验非常丰富。苏联解体之后几个月，一个英国生意人希望在乌克兰销售医疗设备，他给我们的医院打电话，询问是否有神经外科医生有兴趣与他一起到基辅游览一番。基辅也有一家著名的神经外科医院，他想带几位英国医生做一些关于现代神经外科手术的报告，当然这些医疗设备也必不可少。医院的电话接线员听得一头雾水，直接把电话转给了我的秘书盖尔。盖尔能够摆平许多棘手的事情，在医院小有名气。当时我还在办公室，她探头进来。

"下周四你想去乌克兰吗？"

"不想。我忙得焦头烂额，下周四我有门诊。"

"去吧，你总说对俄罗斯很感兴趣，你还没去过那个国家呢。"

如果我取消门诊，那么盖尔通常是第一个因此而抱怨的人，因为患者出于情绪失落甚至愤怒打来的电话都由她去答复，并且她还要重新安排预约。因此，盖尔的建议我总会认真考虑。

就这样，我与两位同事来到了刚刚独立的乌克兰。苏联解体之前，从来不存在独立的乌克兰，因此谁都不清楚"独立"到底意味着什么。不过，有一点大家都明白，那就是这个国家一片混乱，经济近乎崩溃，工厂倒闭，民众几乎都处于失业状态。我造访的这家医院简直可以用噩梦来形容其境况。

我们从莫斯科出发，坐了一夜的火车，第二天清晨抵达基辅。流经基辅的第聂伯河上建有许多大桥，火车从其中一座桥上经过，当接近陡峭的西面河堤时，我们看到，拉瓦拉修道院的金顶沐浴在一片朝阳之中。这一景象与我们夜间经过的晦暗的火车站和大片城市郊区昏暗的街区形成了鲜明的对比。我躺在车厢中的床上，盖着一条薄毯，迷迷糊糊地听着火车压过枕木和铁轨发出熟悉而有节奏的声音。列车一路向南穿过了俄罗斯，停靠在灯光昏暗的车站，白雪覆盖的空旷月台上回响着我们听不懂的俄语站台播报。

一切都是那样新奇，又是那样熟悉，俄罗斯文学把我的思绪带回了过去。我们在莫斯科只停留了几个小时，不过这已足够。

在夜色中，我们冒着大雪，驻足红场，苏联已经解体，但克里姆林宫斯帕斯基塔的塔楼上一面巨大的红旗仍在无精打采地飘着。我们在预定的宾馆里美餐一顿。这所宾馆外面有三排武装警卫在站岗，走进去便会看到，长长的走廊年久失修，地面上铺着陈旧的薄地毯，门外许多风姿绰约的女郎在招揽生意。随着卢布的崩溃，手中有几百美元的我们与贫困的俄罗斯人相比，简直就是百万富豪。

一到基辅，我们就被带到了神经外科研究所。那是一幢奇丑无比的庞大建筑，里面也有长长的走廊，这是所有大医院的标准配置。走廊漆黑、灯光昏暗，墙上挂满了苏联神经外科所取得的勋章。黑白照片中的领军人物都戴着高高的白色厨师帽，苏联的外科医生都是这种打扮；照片上方点缀着镰刀、斧头和红色的五角星。鼓舞人心的标语以及纪念伟大的卫国战争（俄国人称二战为卫国战争）的照片随处可见。

在建筑物、墙上的照片、污浊的空气中弥漫着廉价的烟草味以及怪异且令人作呕的消毒剂的味道，一切都显得如此古旧、过时。我们被带到拉马丹诺夫院士的办公室，他是一个举止威严、名声显赫的老头，兼任该研究所的所长。拉马丹诺夫院士身材高大，长着一头浓密的白发，身着高领白大褂，领口的扣子紧系着。与走廊一样，他的外表也一样老朽、过时。几个月后，他果真去世了。通过翻译，我们一阵寒暄，然后都围着办公室的长桌坐下。

"你们为什么要来这里？"他一脸怒气地问道，"来旅游？是来看我们的笑话吧？现在可是我们的困难时期。"

回答时我们很注意外交策略，先谈友谊，然后才开始谈专业协作和国际合作的问题。他的表情没有丝毫改变，当然，他这样做无可指摘。

之后，在一个助手的陪同下，我们参观了这座著名的研究所。

"这是世界上规模最大的神经外科医院。"他告诉我们。

"有8个病区，5层楼，400张病床。"

我很吃惊，因为我所在的医院是英国最大的神经外科医疗机构之一，也不过只有50张病床。我们疲惫地爬着楼梯，沿着走廊依次参观了每一个病区，它们几乎一模一样。

我们首先从一楼开始。

"这是后颅窝肿瘤病区。"他向我们介绍。

刚进门，里面的员工就迎出来，与我们握手、合影。他们向我们介绍本病区可以完成的各种手术，但每当问及具体的问题时，他们总是闪烁其词、回答含糊。另外其他7个病区，我们按照同样的程序参观了一番。当我们要求参观手术室时，医院人员称手术室正在装修，已经封闭。在医院里我们没有见到一名患者。

我们做过报告之后，几乎无人提问，这说明报告的内容没有几个人能听懂。我们回到了宾馆，与莫斯科的宾馆一样，这里也到处能看到年轻漂亮的女郎。有人告诉我，她们并非职业妓女，只是这些良家女子为了赚钱无所顾忌。那时，陪西方客商仅一晚就相当于当地居民一个月的收入。我们很好奇，也很尴尬，灰溜溜从她们身边经过后，躲到自己的房间，喝些免税的威士忌。在医院参观时，亲眼所见之景象与他人描述之间巨大的反差使我们倍感困惑与震惊。

第二天，我们又被带到了城市东部的急救医院。我要求观摩外伤的处理过程，起初向导有些不情愿，但最后还是同意了。我们在傍晚时分抵达医院，那时天色昏暗。医院大楼共有 10 层，很明显能容纳 800 张病床，10 年前才投入使用，但看上去已经荒废许久。我们穿过一堆废墟走进这所医院。那些高大的苏联建筑物外部总有一些令人费解、无法猜测其用途的管子。天色灰蒙蒙的，空中开始飘洒洁白的雪花。

医院的一侧是一个占地面积较大、七零八落的露天市场，在破旧的铁皮屋顶下，几个小店里寒酸地摆着一些廉价的化妆品和伏特加。老掉牙的"拉达""莫斯科人"和"伏尔加"等品牌的轿车乱七八糟地停在店门前。一切都是灰蒙蒙的，毫无生气，或许只有苏联的城市才会这样。后来听说，这个市场中商贩缴纳租金的流程是违法的，收缴工作由医院院长负责，而租金也是一些城市卫生管理部门官员的重要收入来源。

电力供应无法保障，医院里漆黑一片，处处散发着氨水的味道，据说医用消毒剂已经告罄，只能用氨水来代替。似乎整栋大楼都无人走动，我被带到了一间黑洞洞的手术室，四周的墙面上布满孔洞，但房间很宽敞，高大的窗户外面有一个弹坑。透过窗子，借着昏暗的灯光可见阵阵雪花飘落。手术室中，一名外科医生正在给一个瘫痪的男子做"手术"，几年前的一起事故致使这名患者颈部以下完全瘫痪。医生身旁有一个破旧的小托盘，里面的工具似乎是从废品收购站捡来的。患者侧身躺着，身上盖着一块旧窗帘，上面的一些花卉图案早已褪色。医生拿了几根大针头刺进患者的脊柱，然后向脊柱内注射冰的生理盐水。显然这有助于刺激脊髓恢复功能。注射引发了患者腿部的反射运动，立即引来了一阵兴奋的叫声，这表明该治疗方式确实有效。

我走在阴森黑暗的走廊里，一个年轻人像热情高涨的马屁精一样急匆匆地赶上来。原来是刚才给瘫痪患者"手术"的那个外科医生。

"这是神经外科，"他用蹩脚的英语介绍，"神经外科有 3 个急诊病区，我叫伊戈尔·库里列，脊柱急诊病区的主任。"我本以为之后又是一番长篇大论的介绍。我早已熟悉了各个病区的老生常谈，他们的病床、他们的成绩，无论谁来乌克兰参观医院，都会认为乌克兰的脊柱神经外科堪称世界一流。

"这里的一切都很落后！"他说。

我立刻对伊戈尔刮目相看。除了拉马丹诺夫院士，他是我来到乌克兰之后见过的唯一一位敢于公开抨击乌克兰医疗状况的医生。的确，乌克兰的神经外科在各方面都惨不忍睹。苏联生产枪炮火箭很在行，但在提供体面的医疗保健方面则无法恭维。尽管苏联也有许多声名显赫的科研机构以及数不胜数的专家教授，但是医疗队伍素质较差、医疗设备陈旧却是不争的事实，与第三世界国家的医疗条件相比也不尽如人意。

苏联过去被戏称为"拥有火箭的上沃尔特"（上沃尔特是非洲最贫穷的国家布基纳法索的旧称）。我认识的大部分苏联医生，出于自惭心理、爱国情节、嫉妒和局促不安等因素，都极力否认这一点，他们蔑视伊戈尔这种人，不过只有伊戈尔才敢指出"皇帝并没有穿衣服"的事实。苏联的文化向来压制批判，千方百计将民众与整个世界隔离开来。苏联解体之后，乌克兰独立，其领导人与之前一样，但这个国家及其民众突然之间暴露于外部世界，直面东西欧国家医学领域业已形成的巨大鸿沟。

首次访问即将结束，离开基辅前我又参加了乌克兰卫生部的一次会议。一位表情严肃、面色红润的官员（据说是某部门某处的书记）绕过桌角递给我一张名片，上面列着几个头衔。我发现级别越高，头衔和职位就越多，一张名片的空间无法罗列所有称谓。这个官员只有一张名片，显然级别不够高。很快我就失去了继续参会的兴趣。另外，翻译的速度非常慢，这令无聊的时间又延长了一倍。

与苏联政府的大部分办公室一样，这间会议室的装修也用了廉价胶合板，高大的窗户外面就是美丽的公园。外面又开始下雪了，身着灰色制服的防暴警察全副武装，带着德国警犬从警车上蜂拥而下，无论警员或警犬从警车后面跳下来时，都精神焕发。

我们在前往卫生部的路上看到乌克兰民族党正在议会大楼外面组织游行示威，也许这些警察和警犬正盼望着大显身手。

会议仍然充斥着无关紧要、没有任何实际意义的讲话，诸如进一步加强国际医疗合作云云。最后，我表示愿意邀请一名乌克兰籍神经外科医生到伦敦跟随我学习，但我补充了一句，只需要一个人，那就是急救医院脊柱创伤科名不见经传的主任伊戈尔·库里列博士。后来伊戈尔告诉我，那是他被降级之后的职位。苏联医学界对于跛足和瘫痪毫无兴趣，我非常清楚，像伊戈尔这种级别如此之低的人不可能获得出国机会，但仍然值得一试。如果邀请了一个老眼昏花、言行虚伪的教授，我一定会被唾沫星淹死的。那个官员不知所措，显得非常狼狈，当天下午我就经由莫斯科回到了伦敦。

## 最后一条熏鳗鱼

一年后，我几乎忘记离开基辅时心中的期盼，而且万万没想到，我竟然收到了伊戈尔寄来的圣诞贺卡，他还附上了一封拉马丹诺夫院士的信。拉马丹诺夫院士请求我把伊戈尔带到伦敦，让他学习现代神经外科手术。

在我看来，这不过是一次临时出行，但却造成了严重的后果。伊戈尔遭到了乌克兰医疗机构的排挤。在伦敦与我学习 3 个月之后，伊戈尔回到了乌克兰，那时，他的资助人拉马丹诺夫院士已经去世。他并未寻求新资助人的支持（乌克兰社会很重要的一项要求，被戏称为"头上的保护伞"），反而在公开场合继续宣称乌克兰的神经外科手术极其原始、落后，急需变革。

当时，恰逢有一个笃信东正教的人正想方设法继任拉马丹诺夫的职位，这令本就糟糕的情况变本加厉。院士的职位会带来诸多便利，例如会住进大公寓、配备专车司机等。伊戈尔的顶头上司一直觊觎该职位，但是他的愿望由于伊戈尔的不服管教而大打折扣。

接下来的几年对于伊戈尔来说的确很艰难，他努力重组科室并进行现代化改造，希望与西方国家同步发展。伊戈尔还忍受着一连串的官方检举、调查和恐吓电话。有段时间，伊戈尔每天晚上睡觉都要换一个地方。我简直无法想象，他是怎样熬过来的。

我知道，帮助他的想法过于天真，并未解决任何实际问题，反而造成了更多麻烦。然而，此时我还不能置伊戈尔于不顾，每当他口中声声念叨的"诋毁者"想要把他"干掉"、撤掉他的科室或者遣散他手下的员工时，我都会竭尽全力帮他。我也必须承认，这种帮助都是在确保安全的前提下暗中进行的。每次我出差到基辅，无论与高级官员的见面多么令人不快，我知道自己都会平安返回。

在伊戈尔的帮助下，我向乌克兰的报纸投稿、举行新闻发布会，开车把二手医疗设备运到基辅，再把他手下的年轻医生带回伦敦跟随我学习。我曾实施过一些神经外科手术，这些手术以前在乌克兰从未有人做过。回想起来，考虑到糟糕的手术条件以及与医疗机构无法调和的敌对关系，那些年我的所作所为看起来绝对疯狂愚蠢。这无疑需要高度的自信与独立，但后来这些品质我都失去了。

尽管手术伊始出现了不祥的征兆以及令人蒙羞的恐慌，这位女患者的三叉神经痛手术仍然大获成功。第二天，她出现在国家电视台的新闻中，在电视里她声称终于彻底摆脱了这么多年来的病痛。我飞回波兰取回放在朋友家里的车，再驱车把手术用的显微镜运到波兰西部的朋友家中，然后伊戈尔从乌克兰弄来了一辆旧面包车来接我和手术设备。

去机场的路上，我们绕道去了基辅市中心的比萨拉比亚市场。在基辅，这座市场就相当于法国巴黎的中央市场和英国的考文特花园市场。比萨拉比亚市场是一座19世纪建成的环形建筑，有螺纹铸铁的玻璃屋顶，屋顶下就是市场，水果蔬菜和各种腌菜都被摆放成锥塔形，体格强壮但态度和蔼的妇女戴着颜色亮丽的头巾，站在高高堆起的货物后面。

市场设有鲜花专售区，在任何社交场合乌克兰人都会彼此赠送鲜花。在肉类区，随处可见整个猪头和成堆的鲜肉，猪的后臀像裤子一样挂在钩子上。这里能够深刻反映乌克兰的特色，你能体会到一种简洁明快、天然原始和粗犷豪放的美感，但是随着大型超市的出现，这种地方正从人们的视线中消失。伊戈尔告诉我这座市场仍在运作，并且已经成为旅游景点。他指着一个鱼摊，突然间兴奋起来。

"很少见！"他指着玻璃柜中3条长长的熏鳗鱼说。他买了一条送给我作为礼物。礼物的味道很难闻。

"非常少见！"他自豪地说，"它们被列入红皮书了。"

"什么是红皮书？"我问道。

"记录即将灭绝动物的册子。熏鳗鱼已经绝迹了，你很幸运，能够拥有一条。"他兴奋地说。

"伊戈尔，这可能是乌克兰最后的鳗鱼了！"我看着这条原本美丽修长的生灵，它曾经通体闪亮，畅游于乌克兰偏远的江河中，但现在却被制成了熏鱼，装在"乔治·阿玛尼"的塑料袋中。我从伊戈尔手里毕恭毕敬地接过来，放在行李箱中。

回到伦敦后，没过几天我就把熏鳗鱼扔到了后花园，我不忍心把它吃掉，但想到了一只经常光顾的狐狸可能会喜欢，每天清晨都会看见它从这里悄悄地经过。第二天，我发现鳗鱼不见了，但随后在几码（1 码约合 0.914 米）外的灌木丛中发现了它，我更加难过。连狐狸都不喜欢这条熏鳗鱼，于是我挖了一个坑把它埋了。这条乌克兰最后的鳗鱼就安葬在花园一端茂密的花圃下。

# Do No Harm

## 第 6 章

## 死亡恐怖：实习医生的修炼

观摩外科手术半年之后，我认为那才是我应该追求的事业，这种可控却无私的暴力拥有很强的吸引力。这种工作集刺激与稳定、体力和脑力于一体，医生既拥有权力又拥有地位。然而，直到8年后，我才发现自己真正的职业目标。

## 新人试手的代价

我第一次去乌克兰完全出于好奇，而非特地去帮助乌克兰人。二十多年来，我每年都去那里进行定点医疗。我成为医生并非出于深切的职业使命感，而是因为生活中出现的危机。

21岁之前，我一直遵循着家人为我规划的明确人生道路和教育路线。那个时代，与我拥有相似背景的人，自然会有一份工作等待着他们，但问题是理想的工作与现实总会出现偏差。我在一所名校接受了私人定制的英国教育，专攻拉丁语和希腊语，几年之后，又进修了英语和历史。我曾休学两年，在公共档案馆工作了几个月，主要负责编辑中世纪的风俗档案，这份差事是父亲通过个人关系谋得的；我也曾到偏远的西非做了一年志愿者，教授英国文学，然后又到牛津攻读政治学、哲学和经济学。

我想，我命中注定要从事某种学术或行政工作。这些年来，我基本上没有接受任何理科教育。除了外曾祖父于20世纪初在普鲁士做过乡村医生外，我的家庭并没有医学或理科背景。我的父亲是一位著名的英国人权律师和学者，母亲是纳粹德国的难民，如果没有拒绝加入希特勒青年团女性青年分支组织德国少女联盟的话，她很可能会成为一位语言学家，但她被挡在了大学门外。除了一位普鲁士医生外，父母的祖上出现过许多教师、牧师和商人，我的舅舅曾是一流的梅塞施密特战机中队的飞行员，但在1940年的一次战斗中，他的战机被击落。

在牛津，我恋爱了，却是暗恋。由于失望和自怜的驱动，我的表现令父亲非常失望，因此我放弃了大学的学业，来到了英格兰北部的矿区镇，在一家医院做了一名护工。我在那里工作了半年，把患者从手术台上抬上搬下、清洁墙面和设备，并辅助麻醉师的工作。我希望效仿电影《五支歌》（*Five Easy Pieces*）中的杰克·尼科尔森最终奔赴阿拉斯加那样，离开熟悉的生活。

我住在一座半废弃的老旧的热病医院中的一间小屋里，这座医院就建在污染严重的旺斯贝克河泥泞的岸边，屋顶由螺纹铁铸成。这里距海岸线只有几英里，海滩上到处是漆黑的煤粉。从我的屋子向外望去，远处有一座大型燃煤电厂，白色的烟和蒸汽从高高的烟囱里冒出来，随风飘到海上；晚上，升腾的蒸汽被涡轮机房附近煤山顶上的弧光灯照亮，星光下几台推土机在煤山上作业。

我写了一些不入流并且充满自恋的诗句，把这些场景描绘成天堂与地狱的结合体。我的脑海里满是青春言情剧，并幻想自己生活在红如血、白如雪的世界里。实际上，我眼中的神经外科手术并非那样血腥，冬天也并非那样寒冷，自然不会有多少大雪。

回想起来，那段时间我很孤独，明显意识到自己的不快。在医院工作，到处都是疾病和痛苦，也许在这里我可以治好青春期焦虑症和单相思。或许，这也是对我那可怜、好心的父亲的背叛。那时，他一直是影响我人生道路的重要人物。半年后，我不顾一切地希望回家，不仅回到家人身边，也要回到中产阶级的职业生涯之中。这是我自己的选择。

观摩外科手术半年之后，我认为那才是我应该追求的事业，这种可控却无私的暴力拥有很强的吸引力。这种工作集刺激与稳定、体力和脑力于一体，医生既拥有权力又拥有地位。然而，直到 8 年后，我成为一名初级医生、看到了第一例动脉瘤手术之时，我才发现自己真正的职业目标。

极其幸运的是，我之前就读的大学允许我复学，完成学业，后来我有幸进入了伦敦唯一一所不强制学生拥有理科背景的医学院。由于缺少理科的 O 级或 A 级考试成绩，我只好打电话给皇家自由医学院，他们让我第二天去面试。

面试在一间狭小的办公室里进行，面试官是一个抽着雪茄的苏格兰老头，他是医学院的专科注册医生，再过几个星期他就退休了。也许他让我进入医学院只是开个玩笑，或者权当庆贺，也许是他还有其他的想法。他问我是否喜欢用假蝇钓鱼，我告诉他不喜欢。他告诉我，最好把医学看作一门手艺，不要把它当作艺术，更不要把它当成科学。后来，我逐渐认同了他的观点。面试进行了 5 分钟，他在医学院给我留了一个名额，3 周后开始上课。

后来，医学院的选拔面试变得更加严格。我现在就职的伦敦大医院的医学院会通过角色扮演，并借助其他传统手段来选拔未来的医生。申请者一定要有随机应变的能力告知患者病情恶化。

他们有时由于紧张，告诉演员说他的猫被车轧了。我知道，随意对待剧本提纲的申请者会被立刻否决。这一做法是否优于我当时经历的面试，无从知晓。不过，演员的参与显然能够帮助院方选拔出优秀的申请者。

我选择了当时被称作一级医学学士的课程。历时一年的基础理科速成课程完成之后，继续二级医学学士课程，这是接受医学教育本科学业的五年制标准课程。我恰好就读医学院开办的最后一年的一级医学学士课程，系里的科研和学术氛围死气沉沉，上课的老师都是一群行为古板、脾气暴躁的科学家，其中许多人也处于事业的起步阶段，但很快飞黄腾达。有一位老师成为著名的科普作家，另有一人被授予贵族头衔并出任托利党主席。其他人则是即将退休的老教师，其中有些人丝毫不屑于掩饰对形形色色的一级医学生的厌恶情绪。

这些学生中有证券经纪人，有沙特公主，也有福特卡车的销售员，这些年轻学生的成绩很差，有个人的成绩还涉嫌造假。我们逐渐开始在生物课上学习解剖和肢解大白兔，化学课上用滴定法测定化学物质。有时，我们不太理解物理课上老师教授的内容。有些老师的授课方式令人欢欣鼓舞，有些则滑稽可笑。我们都很焦虑，近乎歇斯底里，因为我们都想成为医生，但是大部分人由于某种原因产生了挫败感。后来据我所知，当时所有的期末考试我们都通过了。

在临床实习前，我在医学院进修了两年，学习解剖学、生理学、生物化学和药理学，然后在医院做了 3 年临床医学生。解剖课要把学生分成小组，每组分配一具经过防腐处理的尸体，在开课之后的一年内，我们要一点一点地进行解剖。起初，这些尸体没有任何吸引力，到了年底就更加惨不忍睹。尸体停放在狭长的停尸间里，那是一间阁楼上带有天窗的宽敞房间，里面有两排担架车，每排 6 架，绿色油布下盖着阴森可怖的尸体，到处弥漫着刺鼻的福尔马林味。

上课的第一天，我们带着小帆布包，里面装着新买的解剖手册和一些工具，站在楼梯上排成一列，紧张地等着进入停尸间。很快停尸间的工作人员打开门，进去之后我们被带到各自的尸体前。这些尸体都完好无损，这是医学教育几百年的传统，但是现在这种传统几乎被抛弃。作为一名外科医生，我们必须重新学习真正的解剖学。解剖鲜活、流血的肢体与解剖灰暗、滑腻、经过防腐处理的尸体迥然不同。

通过解剖尸体，我们学到的解剖学知识也许极其有限，但却是重要的入行惯例，这表明我们已经从非专业的世俗世界进入到疾病和死亡的世界，我们要逐渐习惯这个世界中的一切。这也是交流的过程，你要和同学坐在一起，围着一具尸体，移除死亡的组织，学习上百个要记忆的医学术语，例如静脉、动脉、骨骼、器官及其相互之间的关系等。我记得我对手臂的解剖特别着迷。解剖系的一个塑料袋里有几只断手，分别处于不同的解剖阶段，我喜欢模仿中世纪解剖学家安德烈·维萨里[1]，照着它们

①安德烈·维萨里是16世纪著名的医生和解剖学家、近代人体解剖学的创始人，与哥白尼齐名，是科学革命的两大代表人物之一。

画出精致、详细的图画并着上色彩。

1979 年，我进入了医院病房接受培训。在那里，我要穿上代表初级医生身份的白大褂，而不是像学生那样穿短褂，我感觉自己的地位有所改变。后来我留意到，其他医院都规定学生要穿长长的白大褂，初级医生则穿短褂，这又令我困惑不解。就像职务标志一样，我很自豪地戴上了寻呼机（俗名 BP 机），上衣口袋里装着听诊器，采血用的止血带和药物处方则放在下衣口袋里。

一旦从医学院顺利毕业，就可以担任为期一年的初级住院医生，即从事一般的事务性工作，半年在外科、半年在内科。如果你想在医院从业，不愿做全科医生，而是外科医生或内科医生的话，那么你一定要在上学时受训的教学医院谋得一段住院部的工作经历，这样就可以使高级医生了解你，毕竟你的职业生涯要依靠他们的提携。

我很希望成为一名外科医生，至少自认为我会成功，因此想方设法得到了教学医院中"外科医务小组"的工作。这个小组中有一名顾问医生、一名高级住院医生、一名初级住院医生和一名实习医生。我的工作是"二加一"，即正常工作一周五天，但每隔一天晚上、每隔一个周末会值班一次。因此，在一周中，我会有 120 个小时待在医院里。我的前任在交班时把寻呼机递给了我，还向我传授怎样使上司开心的秘诀，以及如何帮助那些弥留之际的患者，这些都是课堂上和书本中没有的知识。这样长的实习时间让我获得了一定的能力并意识到自己的重要性，我很享受这种感觉。实际上，我不必承担任何责任。

无论白天或者晚上，我的工作就是接待患者、采血、填表、催促还未进行的 X 光扫描等。我的睡眠没有保证，我也适应了晚上被人打扰。偶尔我也会在手术室帮忙，那时就要站上数个小时，用牵开器拉开患者的腹部，然后我的上级在患者的腹腔里一顿忙活。30 年后的现在，我才意识到当时的那种妄自尊大是多么的可笑。

　　我希望成为医院里为数不多的初级医生，但以外科实习医生的身份工作了几个月后，从医职业的前途却充满不确定性。外科的实际情况与我在手术室内当护工时所形成的粗浅印象完全不同。外科医生会接触不雅且难闻的器官、各种括约肌和体液，某些外科医生的处理过程也一样平凡乏味。但医院里也有另一些外科老师，如果没有他们，我也不会成为一名外科医生，正是他们对患者和蔼可亲的态度、精湛的医疗技术令我欢欣鼓舞。作为医学生和实习医生，我并未亲眼见过神经外科手术，当然神经外科手术室也不允许我们进入。人们提及神经外科时，总是心怀敬畏和恐惧。

　　接下来的半年，我在伦敦一家老旧坍倾的医院实习。19 世纪时，这所医院大楼曾一度充当济贫院，据说直到现在也无法摆脱先前在当地人心中留下的阴郁恶名。这种医院仍然令英国大众热衷于英国国家医疗服务体系，无疑令人费解。患者就像牲口一样住在老旧的济贫院房间中，而在空旷丑陋的屋子两厢排列着数十张病床。急诊科在一楼，重症监护室在急诊科楼上，但医院只有一部电梯，位于中央走廊的四分之一英里处。如果患者要从急诊紧急转到重症监护病房，值班的实习医生要在护工的帮助下，把病床从走廊的一端推到另一端，搭乘电梯上楼，然后再沿着走廊推回来。

我的动作很麻利，会把走廊里的行人推开，强行征用那个宽敞、咯咯作响的旧电梯，这一系列动作营造了一阵戏剧性的紧张场面。我认为医院里没有必要这样，但这正是电视中经常上演的剧情，而且非常有趣。晚上我的休息时间很少，一位态度和善的西班牙女士开了一家专门为医生服务的酒吧，她可以随时在晚上给我做些吃的。医院主楼外面还有一块草坪，空闲时我可以和其他初级医生一起玩槌球。

外科住院医生的工作更忙碌、责任更重，但是上级对我的监管变少了。我很快学到了许多实用的医学知识，但愉快的经历并不多。在医务小组的梯队中，我仍是最底层的工作人员。我的工作是看护送抵此处的所有患者，其中大部分人是通过急诊科转过来的。此外，我还要照顾其他住院的患者。

很快，我就清楚，在没有亲眼查看过患者时，不可以立刻给上级医生打电话通报患者的情况。在第一次值夜班时，我就做了件傻事，护士打电话请我过去查看患者，我没有亲自去过就向专科注册医生寻求建议，结果被骂得狗血淋头。所以，虽然情绪紧张、经验不足，我还是会先去查看患者，自行判断如何处理，如果真的无法确定，才会给上级医生打电话。

一天晚上，我刚刚休息，便有电话叫我去查看病房的一名中年男子，他呼吸困难，这在繁忙的急诊病房是极其常见的情况。我连忙从床上起来，穿上白大褂。在医院，我总是和衣而睡，因为不是急诊就是病房呼叫，最多也只能休息一两个小时。我走向狭长、昏暗的南丁格尔病房，房间两侧各有 20 张病床相对排列，床上的患者有些烦躁不安，有些鼾声如雷，睡姿奇形怪状，各式各样。病房中间的护士站坐着两个护士，在黑暗中借着一盏灯，正做着一些文案工作。她们用手指着那名需要查看的患者。

"他昨天进来时怀疑是 MI。"一个护士说道。MI 是心肌梗死或心脏病发作的缩写。那个男人端坐在床上，表情痛苦、脉搏加快、呼吸急促。我把听诊器放在他的胸口仔细听心跳和呼吸。稍后我给他做了心电图，查看心跳节律。我认为一切正常，便安慰患者说，他的心脏没有什么大问题。

"医生，肯定有问题，"他说，"我知道肯定有问题。"

"一切都正常，你只是太紧张了。"我急着回到床上睡觉，便有些不耐烦地说。转身离开时，他绝望地看着我，两边的病床上蜷缩着焦躁不安的身影。直到今日，我仍可以听到他费力的呼吸声，那个声音就像指责一直跟随着我。我走到病房的门口时，他的呼吸突然停止，病房里立刻安静下来。我连忙折回到病床前，惊慌地看到他瘫倒在床上。

"赶快呼叫抢救！"我一边对护士大喊，一边对他进行胸外按压。几分钟后，我的同事睡眼惺忪，匆匆来到了病房，我们用了半个小时也无法使患者的心脏重新跳动起来。注册医生看了一眼先前的心电图。

"是室颤，"他表示异议，"没看到吗？你应该给我打电话。"我无言以对。

以前这种情况被称作"死亡恐怖"，是指人的灵魂深处的极度痛苦，有些人在心脏病发作时，会感觉到死亡即将来临。即使是现在，三十多年后，我眼前仍然能够清楚地呈现出在我转身离开时，那个男人临死前眼中的绝望。

## "我要成为一名神经外科医生"

我们的工作有些残忍，有时又令人兴奋。很快，我就失去了学生时代那种朴素的利他思想。以前，我很轻易就会同情患者，因为对于他们的遭遇我无需承担任何责任。伴随责任而来的是对失败的恐惧，患者成为焦虑和紧张的源泉，当然偶尔成功也会使我无比自豪。每天我都会见证患者的死亡，他们通常是经过全力抢救无效、内出血造成失血过多而死。实际上，心肺复苏过程与电视剧中上演的剧情完全不同。在医院中，大部分抢救措施都非常残忍、暴力，有时会使老年患者的肋骨骨折，与其这样还不如让患者安详地死去。

因此，像所有医生一样，我开始硬起心肠，将患者视为另类，与我们这些十分重要、百病不侵的年轻医生完全不同。现在，我已经处于职业生涯的末期，这种超然也开始逐渐消退。我不再畏惧失败，开始坦然接受它的存在、不再时刻被它威胁，同时希望可以从以往的失败中吸取教训。现在的我，敢于少一些超脱。

此外，随着年龄的增长，我也不再否认这一事实：我与患者一样，都是有血有肉的人，我也一样脆弱、一样会生病。因此，现在我对患者的同情比以往更加强烈。我知道，迟早我也将和他们一样，病倒在床上，躺在拥挤的病房里，为生命忧心忡忡。

实习期满，我回到了伦敦北部的教学医院，在重症监护室做高级住院医生。我已经决定受训做一名外科医生，但这种信念的强度却与日剧减。重症监护室的工作只是迈出了有益于职业生涯的第一步。我在这里主要的工作职责就是填表、配药输液、采血，偶尔会有一些更加刺激的工作，比如像其他人说的，胸腔闭式引流或者颈内静脉置管。所有实践教学都是由经验更加丰富的初级医生来完成。在重症监护病房工作期间，我有机会进入手术室，直到亲眼见到了动脉瘤手术，才对神经外科手术有了全新的认知。

现在，我毫不费力就知道了终生从事的职业是什么。几天后，我去找那位神经外科医生，之前我曾见过他夹闭动脉瘤。我告诉他，我要成为一名神经外科医生。他要我向他所在的科室申请神经外科高级住院医生的工作，这个职位很快就会刊登在报纸的广告中。

我还与一位高级普通外科医生谈到了这件事，读医学院时我曾在他的医疗小组里工作。他态度和蔼，对于这种温和的外科老师，我的景仰之情到了近乎顶礼膜拜的程度。他立刻安排我去拜访国内资历最深厚的两位高级神经外科专家，据说，他们两人都能使我"小有名气"，成为最具潜力的神经外科医生。

此外，他们还会帮我做职业规划。那些年，神经外科还不为人知，全英国的顾问医生不过百人。其中一位专家就在伦敦东区的皇家伦敦医院工作，他是个慈祥的人，我见到他时，他正在办公室抽雪茄，墙上挂着一排一级方程式赛车的照片，他是一级方程式大赛的御用队医。我向他表达了我要做神经外科医生的强烈愿望。

"你的妻子有什么意见？"这是他的第一个顾虑。

"我想她会同意的，先生。"我回答。

"我的前妻无法忍受这种生活，所以我又另外找了一个。"他回答，"你知道，在神经外科工作会让你的私人生活很艰难。"

几周后，我开车去南安普顿拜会另一位高级神经外科医生。他的态度也一样和蔼可亲。他有一头红色的头发，有些秃顶，嘴唇上留着一撮胡子，与我心目中的神经外科医生形象有些距离，他更像个快乐的农夫。他坐在桌子前，桌面上堆着一摞患者的病历，我几乎看不到他的脸。我告诉他，我的理想是成为一名神经外科医生。

"你的太太是怎么想的？"他问我。我向他保证一切都没有问题。他沉默了很长时间。

"你知道，做手术不难。"他告诉我，"到了我这个年纪，你就知道了，真正困难的是做出选择。"

# Do No Harm

## 第 7 章
## 高龄患者的生死抉择

　　"如果是你的母亲，你会怎么办？"她的儿子问。

　　当然，所有患者都会问医生这样的问题。然而，大部分患者都不愿意深思，针对医生给出的某个建议，若发生在医生自己的身上，他们可能会做出不同的选择。

## 活得越久，问题越多

星期一早晨 7 点，我被外面的大雨吵醒。时值二月，卧室窗外阴暗的天空呈现出铅灰色。一系列手术在等着我，但我怀疑是否都能够顺利完成。我知道医院再次人满为患，病床也不够用。这一天又将以痛苦结束，我至少要向一名患者致歉，他已经等了整整一天，这一天他不吃不喝、忍饥挨饿、担惊受怕，但术后的病床还是没有着落。看来他的手术要推迟了。

冒着风雨，我骑着自行车上班，一边诅咒该死的天气，一边抱怨医院病床紧缺的现状。早晨的例会我迟到了，便顺势坐在一个同事身边。他是神经放射专家，专门负责解释脑扫描图，这是极具技术难度的工作，他的解读无人能出其右，正是依靠他的建议我才能避免手术事故的发生。我请昨晚值班的医生安东尼介绍了急诊收治患者的情况，他正坐在前排的电脑前等着我的到来。安东尼年轻有为、壮志凌云，这是神经外科医生再正常不过的典型特质，但随着阅历的增加，大部分神经外科医生都渐渐失去了这种干劲。

"昨晚也没什么特别的。"他答道。

我瞟了他一眼，有些生气地告诉他，日常问题往往都是最重要的问题。

由于我的批评，他表情难堪，瞬间我对自己的鲁莽懊悔不已。

"一个 96 岁的独居老太太，经常在家里跌倒，"安东尼说道，"她的主动脉极其狭窄，靠近床边时你似乎能听到她心脏的杂音。她的左侧肢体偏瘫，失去了行走能力，但已经完全适应这种状况了。"

我请坐在前排的一个初级医生提出对该患者最可能的诊断。

"对于这种高龄患者，唯一能确诊的就是慢性硬膜下出血。"他信心满满地说。

我便请他谈谈主动脉狭窄对患者的影响。

"这意味着全身麻醉可能会让她一命呜呼。"

我让安东尼给我们看脑扫描图。他走到电脑键盘那里，敲了几个密码，但几分钟之后网页才转到地方医院的网站。我们医院的大部分患者都是从那里转过来的。他操作电脑时，其他初级医生调侃着医院的系统，只有借助外部网络才能找到患者的扫描图。

"传输扫描图的软件简直就是垃圾，试一试'刷新'。安东尼，不对，进入'视图'，然后'粘贴'，好像也不管用，拖到左侧。没用，回到'重新登录'……"老太太的脑扫描图终于投射到前方的墙面上。图上显示，她的颅骨下方与大脑皮层之间有一层厚厚的积液，导致右侧大脑半球受压移位。

又是一例老年性慢性硬膜下血肿，这是神经外科最常见的急诊病例。相对于这位患者的年龄段来说，大脑其他部位的状态看起来似乎不错，相对于大多数 96 岁的老人来说萎缩得也并不严重。

"我父亲在这个年龄死于老年痴呆，"我告诉这些实习生，"他的大脑扫描图看上去就像一棵龟背竹，几乎什么都没有。"

"安东尼，你有什么问题？"我继续问。

"这涉及伦理问题。她宁愿死也不愿离开家到养老院终老一生。"

"那倒也合情理。你在老年病心理病房或者养老院工作过吗？"

"没有。"他干脆地回答。

我便开始谈论以往的经历。以前我做过老年精神科护理的助理，了解照看一个病房中 26 个大小便失禁的老年人的确不容易。随着老年人口越来越多，媒体会报道更多关于养老院的虐待丑闻。到 2050 年，欧洲三分之一的人口将超过 60 岁。我的第一个普外科上司人品不错，但他患了老年痴呆症，在养老院终老一生。他的女儿告诉我，他很想立刻死去，但他的身体相当不错，又多活了许多年。据说他年轻时，每天早晨都会冲个凉水澡。

"我们不能让她就这样死去。"坐在后排的一位注册医生打断了我的长篇大论。

"如果她想那样，"我问道，"我们为什么要阻止呢？"

"她可能只是暂时抑郁，以后会改变主意的。"

我们就这个问题讨论了一会儿。我认为他的看法完全适用于年轻人，如果不自杀的话，他们还能活许多年，但无法断定这是否适用于一个 96 岁的老人，毕竟她再次回到家中的可能性微乎其微。

我转而征求安东尼的意见，如果实施手术的话，她回家后独立生活的可能性有多大。

　　"就她的年龄来说，不是很乐观，"他回答，"如果主动脉狭窄没有让她一命呜呼的话，她很可能会在家中度过一段时间，不过迟早还得去养老院。"

　　"那怎么办？"我问大家。接下来是一阵令人窒息的沉默。我又等了一会儿。

　　"她的侄女是唯一的近亲，她今天上午会到。"安东尼告诉我们。

　　"好吧，一切都等她来了再说吧。"

　　放射科的同事伸过头来悄声对我说话。

　　"我发现这些病例挺有趣。"他说，"那些年轻人，"他点头示意那排初级医生，"都想做手术，都想见识那些重大、紧张、刺激的病例，这在他们的年龄再正常不过，但讨论这些常见的病例也非常有趣。"

　　"是的，我以前也是这样。"我回答。

　　"你觉得她会怎样？"他问我。

　　"我不知道，她不是我的患者。"我转身对聚在一起的那些医生说，"还有 10 分钟，大家来看看我今天要做的手术，怎么样？"我把患者的名字交给安东尼，他把一张脑扫描图投在墙上，这次比上一张快许多。图像显示了一颗巨大的肿瘤，那是良性脑膜瘤，就压在患者左侧的大脑上。

　　"她今年 85 岁，"我开始介绍，"32 年前我进入神经外科时，你们可能还在穿纸尿裤，那时我们从未给这种年龄的患者做过手术。超过 70 岁的患者都被认为年龄过高。现在，手术似乎没有了年龄限制。"我给他们讲述了下面这个患者的故事。

## "必须得让我自己开车"

几个星期前，我第一次在门诊见到西格里夫太太，她是一个知名医生的遗孀，能说会道，来医院的时候由 3 个同样能说会道的子女陪伴，一个儿子、两个女儿，他们都年届中年，而且拥有一定的专业背景。我到另外一个房间拿了几把椅子。西格里夫太太是一位身材矮小、盛气凌人的女士，一头花白的长发，穿着时尚，看起来比实际年龄年轻许多。她派头十足地大步走了进来，坐在办公桌旁的椅子上，她的 3 个孩子面对着我坐成一排，语气平缓但又坚决。与大部分大脑前部患病的人一样，西格里夫太太对于自己的状况一无所知。

简单自我介绍之后，我用略微同情的语气请她介绍一下是什么问题促使她去做脑扫描的。医生希望帮助患者，但不希望患者对医生有某些情感要求。

"我一切正常！"她一开口便声如洪钟，"我丈夫生前是圣安妮医院的妇产科教授。你认识他吗？"

我回答不认识，他的年纪显然比我大得多。

"我不能容忍的是他们，"她用手指着对面的儿女说，"他们不让我开车。我一刻也离不了车，这是性别歧视……如果我是男人，他们肯定就会让我开车的。"

"可你已经 85 岁了……"我回答。

"那有什么关系！"

"问题是脑瘤，"我指着桌上的显示器，补充道，"以前你看过自己的脑扫描图吗？"

"没有，"她说，"那有什么好看的？"

现在，她全神贯注地看了一会儿扫描图。上面显示有一大块葡萄柚大小的肿瘤压迫着她的大脑。"但是必须得让我开车，我没有车不行。"

"请原谅，"我说，"我想问你的孩子几个问题。"

我询问了他们的母亲最近几个月在生活中有哪些问题。我感觉有母亲在场，他们叙述病情时有所保留。她不断地插嘴、反驳，更重要的是，她不断地抱怨孩子们禁止自己开车。通过他们 3 人的讲述，我知道这位母亲已经变得糊涂，而且很健忘。起初，他们认为这是年龄所致，这种想法很正常，不过她的记忆力越来越差，所以他们去拜访了老年病专家，又做了脑扫描。

像她脑中的脑瘤很罕见，但专家一致认为那是造成痴呆的原因，肿瘤迅速生长时就会导致其他问题出现。我告诉他们，西格里夫太太很可能患了老年痴呆症，同时患有脑瘤，手术切除脑瘤后并不能保证她会恢复正常。她现在很危险，病情会越来越严重。要想弄清肿瘤是否是引发老年痴呆症状的罪魁祸首，唯一的办法就是进行手术切除。

我告诉他们，不能仅凭扫描图来预测西格里夫太太病情恶化的风险，关键要看肿瘤表面与周围脑组织的粘连程度，但只有手术时才能知道将肿瘤与下面的大脑剥离是易是难。如果粘连，大脑就会受损，西格里夫太太可能出现右侧肢体偏瘫，失去语言能力，因为大脑半球控制着对侧身体的运动，语言中枢也在大脑左侧。

"是否能够只切掉部分肿瘤，"患者的一个女儿问道，"与大脑粘连的那部分保留？"

我解释了一下，这没有任何意义，因为这些肿瘤通常质地紧密，如果把肿瘤的一个硬壳留下，大脑还是被压迫，患者不会有任何好转，此外肿瘤还会再生、复原。

"与大脑粘连的部分是多少？"另一个女儿问道。

"不太确定，但我想至少有 20％。"

"那就是有五分之一的概率对她不利？"

实际上概率可能比 20％ 还要大一些，因为每次打开患者的大脑，造成灾难性的大出血或者感染的风险都会增加 1％ ~ 2％，考虑到西格里夫太太的年龄，风险会更高一些。可以肯定的是，如果我们不采取任何措施，她的病情会缓慢地恶化。我还是迟疑地补了一句，希望西格里夫太太没有听到我们的话：有些人认为，考虑到年龄因素，最好是不进行手术，让病情顺其自然地发展，任患者自生自灭。

她的一个女儿问，除了手术之外是否还有其他的治疗方法。这时西格里夫太太还在不停插嘴，唠叨着禁止她开车就是侵犯人权。我解释道，放疗和化疗对于这种肿瘤根本不起作用。很明显，他们的母亲已经跟不上我们谈话的节奏了。

"如果是你的母亲，你会怎么办？"她的儿子问。

回答前，我迟疑了一下。因为我也不清楚该如何回答。当然，所有患者都会问医生这样的问题。然而，大部分患者都不愿意深思，针对医生给出的某个建议，若发生在医生自己的身上，他们可能会做出不同的选择。这也是医生最不愿回答的问题。

我缓慢地回应，一边说，一边向他们4人比划着，如果我们都认为西格里夫太太已经逐渐丧失了独立生活的能力，只能去某些慈善护理机构生活的话，那么就劝她做手术。我必须承认这个问题很难回答，因为涉及诸多不确定性。说这句话时，我背对着窗子坐着，面前坐着患者的3名子女，我想知道，他们是否看到了我身后窗外医院停车场远处的市政公墓。

我终止了这次会面，告诉他们没有必要立即决定。我把秘书的电话号码留给了他们，请他们决定之后通知我。他们起身出门后，我搬开了3把椅子，去等候区叫下一名患者。几天后，我从秘书盖尔那里获悉，他们决定手术。至于患者本人那里，他们费了多少口舌我就不得而知了。

## 被无限期拖延的手术

门诊预约3周后，西格里夫太太被收治入院，准备接受手术。但是手术的前一天晚上，一个年轻的低年资麻醉师要求她做超声心电图检查，理由是虽然患者本人心脏没有任何不适，但极有可能因为高龄而出现问题。这个检查几乎没有必要，但是作为神经外科医生，对麻醉只有些许了解，我无法反对。我告诉下属请心超室的技师第二天一早首先为这名患者做检查。第二天没有其他手术，有大半天的时间我都在休息室里的沙发上打盹，透过高处的窗子注视着外面没有任何风景的世界，凝望阴暗的天空，等待检查结果。偶尔会飞过一只鸽子，有时还能看见远处的客机轰鸣着穿过低空的云层向希思罗机场飞去。

尽管我的下属一再请求，那次检查仍然到下午 4 点才开始做。这例手术需要好几个小时，我无法在正常工作时间内完成，而正常工作时间以外只能安排急诊手术。那位忧心忡忡、泪眼汪汪的患者后来坐着轮椅来到了手术室外，身边跟着一个怒气冲冲的女儿。我只能向患者的女儿解释，我也是不得已才取消这例手术，并承诺下次手术一定把她的母亲放在第一个，然后患者才被推回了病房。我气急败坏地骑着自行车回家了。把她安排在下一次手术列表中很可能意味着要取消那天已经排好的其他手术。

周一早晨例会时，我和初级医生讨论病情后，来到了手术室外面的接待前台。麻醉师已经不是之前那个要做超声心电图的人了，她正和我的注册医生迈克站在那里，而迈克沮丧地看着我。

"西格里夫太太上周住院时做的化验，结果标本中培养出耐甲氧西林金黄色葡萄球菌（MRSA），她的手术要被取消。"迈克说，"她接受手术后手术室要进行一个小时的消毒。如果她第一个手术的话，我们就不能完成当天的其他手术了。所以我们重新安排了手术顺序，她是最后一个。"

"那我就无法兑现对她女儿的承诺了，我告诉她，她的母亲是第一个。"我回答,"虽然你的话很有道理,但其实也没什么关系吧?现在我们在手术前一天检验出 MRSA,几天前却没有得出类似的化验结果。如果按照原计划上周手术的话,我们可就不需要花一个小时来给手术室消毒了。"

"西格里夫太太的女儿昨晚扬言要控告我们,"迈克说,"她说我们这里组织管理混乱,简直不可救药。"

"也许她是对的,但是控告我们也没有任何意义,不是吗?"

"是的,"他说,"这确实让人生气,真是倒霉。"

"有什么大不了的事?我们可以按照计划进行。"

"麻醉师来过,说必须得取消西格里夫太太的手术。"

"天哪,为什么?"我发火了。

"如果把她放在最后,5 点前我们就无法结束。"

"是哪个该死的麻醉师?"

"我不认识。一个高挑纤细的金发美女,可能是新来的临时替班。"

我几步来到麻醉室,探头进门。麻醉师莱切尔和她的助手正倚靠在沿着墙面摆设的操作台前,她端着纸杯一边喝咖啡,一边等待第一个患者的到来。

"为什么要取消最后一例手术?"我问。莱切尔确实是一个新人,她最近被任命来替班,平时与我合作的麻醉师正在休产假。我们也曾一起做过一些手术,她看起来能力很强,性格开朗。

"我可不想下午 4 点钟还要接一例切除脑膜瘤的大手术。"她回头转向我说,"今天晚上家里没有人照顾孩子。"

"我们不能取消,"我抗议道,"这例手术已被推迟过一次了。"

"反正我不做。"

"你再问一下你的同事。"我说。

"我想他们也不愿意，又不是急诊手术。"她回答时语气缓慢，但很坚决。

我瞬间愣在那里。如果在几年前，这种事几乎不会发生。我总是想方设法在正常工作时间把手术都做完，虽然有时会拖得很晚，但大家也都欣然接受。在英国国家卫生服务体系完善之前，顾问医生向来不会计算工时，他们会一直继续，直到工作全部结束。我突然迸发出一种强烈的冲动，去扮演一个脾气暴躁、情绪激动的神经外科医生的角色，然后怒吼着大发脾气，就像我过去那样：

"该死的，回家看孩子！你不用跟我干了！"

但那毕竟是没有任何实际意义的威胁，无论谁来为患者麻醉，我都没有发言权。此外，如果神经外科医生确实这样做了，就不可能逃脱被惩罚的命运。我很羡慕培训我的那一代医生，他们可以通过发脾气来缓解工作压力，有时可以大发雷霆，不必担心被指控恫吓或骚扰。我急忙转身，沿着走廊离开，希望找到解决方案。病床管理员茱莉亚正从手术室走廊那里过来找我，看到她的身影我立刻有了主意。

"日间病房已经收治了两个需要今天手术的脊椎病女患者，但是昨天晚上急诊也收了许多住院患者。所以，这两个女患者手术之后没有床位可以安排给他们。你觉得该怎么办呢？"她询问我的时候表情凝重，紧握着笔记本，上面列满了等待收治、准备出院和转院的患者的名字。其他医院病床管理员的电话号码也在上面，他们可能面临着同样大的压力，不愿接收患者，因为他们也缺少病床。

"如果我们没有病床安排手术后的患者，"我内心一阵狂喜，这意味着西格里夫太太的手术会很早开始，也就是说我有可能在5点前完成手术，"我就不能给他们手术了，是吗？你必须把他们都遣送回家，特别是那些接受小型手术的患者。"

于是，手术名单被充分压缩。刚收治的那两个女患者在昨天午夜之后就没有进食，准备迎接今天胆战心惊的手术，结果只能喝杯茶聊以慰藉，之后就被送回家。

我不太情愿地走进日间病房，今天需要手术的患者都等在那里，由于医院长期缺少病床，越来越多的患者都在手术当天早晨才来到医院。这是私立医院的标准做法，并且运行效果非常理想，每位患者都会有病床和病房。像我们这样一所资源紧张的医院，情况则并非如此。进入狭小的日间病房后，我发现有15名患者都要接受大型手术，他们全部挤在一间厨房面积大小的屋子里，穿着外套。二月的雨淋湿的外衣在狭窄的空间里还冒着蒸汽。

迈克单膝跪在第一个接受手术的患者面前，因为西格里夫太太的手术一定要在下午做，他必须先与患者逐项确认手术知情同意书。他的嗓音洪亮，所有患者都能听清他在说些什么。

"我必须要提醒你手术有风险，可能会造成死亡、脑卒中、大出血或者严重感染。请在这里签字。"他递给患者知情同意书和一支笔。现在的手术知情同意书已经变得极其复杂，封皮里甚至还会有目录。那个患者看也不看一眼，就草草地签上了自己的名字。

我必须向那两位女士致歉，她们的脊椎手术被推迟了。我的解释是昨天晚上医院急诊又收治了几个患者，她们很客气地表示理解，但是我看见其中一个已经泣不成声了。

"我们会尽快给你们手术的，"我说，"但现在我也不清楚具体是什么时候。"

我不喜欢在最后一刻告诉患者手术被取消，这就像我不喜欢告诉别人他们患了癌症马上就要去世一样。造成这种局面并非我的错，却需要我来道歉，显然如果没有人站出来说些什么，这些可怜的患者不可能轻易离开。我痛恨这种事。

我和那名患了三叉神经痛的男子简单聊了几句，他将第一个接受手术，然后我来到西格里夫太太近前，她正在角落里等着，她的女儿在旁边站着。

"上周的事，我很抱歉。"我说，"对不起我不能先为你做手术，但我承诺今天下午一定做。"她用怀疑的眼光打量着我。

"希望如此吧。"她的女儿板着脸说，我转身看着挤在小屋子里的所有患者。

"对于这种条件，我很抱歉，"我指着拥挤的房间对他们说，"但是医院现在床位紧缺。"

这时，我克制着冲动，并未对政府和医院管理层发表一番指责。我又一次感到奇怪，似乎这个国家的患者很少抱怨。我和迈克又回到了手术室。

"你是不是认为我道歉的次数太多了？"我问他。

"是的。"迈克答道。

## 恼人的医院规定

第一例手术是微血管减压术，简称 MVD。这例手术与我在基辅电视台录像的那例大致相同。多年来，这名男子一直受到三叉神经痛的困扰，普通的止疼药开始逐渐失效。三叉神经痛是罕见的病症，患者面部一侧会出现阵阵剧痛。据他们描述，疼起来的时候像高压电击或者将一把烧红的刀子贴在脸上一样。在有效的治疗方法出现之前，有些患者由于疼痛难忍而自杀。20 世纪 90 年代，我将手术治疗方法引入乌克兰时，有些患者告诉我，之前由于无力承担药物治疗的费用，他们陷入了即将自行了断的境地。

这种手术要在耳朵后面的颅骨打开一个小开口，暴露出大脑的一侧，通过这个开口小心地将压在面部触觉神经，即三叉神经上的小动脉移开。动脉对神经的压迫造成了剧烈的疼痛，不过具体致病机制目前还不为人知。这是一种非常精细的显微手术，但是如果知道怎么做，就不存在任何技术难度。

虽然迈克拿着手术知情同意书那样吓唬患者无可指摘，但几周前在门诊时我已经跟患者提到过同样的风险。在几百例相同的手术中，只有几例遇到了一些麻烦，所以我认为不会再有什么棘手的难题。

进入患者的颅内之后，通过手术显微镜我发现了一根异常粗大的静脉挡在了通往三叉神经的路上。三叉神经在颅内深处一个叫做桥小脑角区的位置，当我开始接近那根神经的时候，那根粗大的静脉突然破裂了，暗紫色的静脉血向我涌现。我在直径只有2厘米、深有 6 ~ 7厘米的切口里进行手术，操作空间只有几毫米，还紧贴着那些至关重要的动脉和静脉。出血挡住了视线，我只能像迷失在云层中的飞行员那样完全依靠感觉"驾驶"，直到最终堵住出血点为止。

我要用吸引器把血吸干净，以查明出血点，于是对着巡视护士大喊："吸引器加大吸力！"这并非危及生命的紧急情况，但是要完全止血确实很难。必须首先找到出血点，然后用显微镊子的尖端夹住一小块止血纱布按住出血点，这样你的双手就不会遮挡视线，然后等待静脉破口形成血栓，从而达到止血目的。

"静脉出血时，如果你沉不住气就不好办了。"透过显微镜，我一边焦急地盯着血液漩涡，一边对迈克说，"通过压迫止血，血总会止住的。"虽说如此，但我还是有一丝担心会给患者带来糟糕的后果。二十多年前，我曾给一个三叉神经痛频发的老头做了手术，可几周后，他因手术导致的脑卒中而死去。

虽然我使出了浑身解数，但20分钟后手术台一端的大号吸引器瓶仍装满了暗红色的血液。巡视护士珍妮必须要换一个新的吸引器瓶。这时，患者已经失去了全身血液总量的四分之一。通过我的压迫处理，被裹住的静脉终于停止了出血。我站在那里，由于一直拿着显微器械压着破裂的静脉，双手僵硬得无法动弹。对于大出血我很担心，但同样担心为西格里夫太太做手术的时间不够。再次取消她的手术就意味着还要再次面对她和她的女儿，这并非稳妥的方案。我开始意识到时间有些紧张，也认为有必要多花些时间以保证血真的止住了。如果我把患者的头包好后再次出血，结果不言自明——他会死去。两点钟时止血结束，我对止血效果非常满意。

"叫下一个患者吧，"我对麻醉师说，"你喊一个经验丰富的专科住院医生，我们在这里进行收尾工作的时候，她可以在麻醉室里开始下一例手术的麻醉。"

"恐怕不行，"她回答，"我们只有一个助理麻醉师。"助理麻醉师是在手术室协助麻醉师的专业技术人员。

"哦，真该死！你不能去叫下一个患者吗？"

"助理麻醉师主管制定了新规定，只有前一名患者下了手术台后，才能开始下一例手术，以防患者出现危险。"

我抱怨道，过去这样操作什么问题都没有出现过。

"别无他法。无论如何，安排手术你应该考虑实际情况。"

我本来想要解释自己无法预测这次少见的出血情况，又希望说明，如果要考虑意外情况来安排手术的话，就没办法完成任何工作。不过我一句话也没说。做完第一例手术后，我们不可能在一个小时内开始西格里夫太太的手术，而如果想要赶在 5 点前完成手术，我只能匆匆进行，但我不愿那样做。如果手术超过 5 点还未结束，那么手术室的员工肯定要留下来；如果我经常超时，这就意味着之后每个下午的最后一例手术都会进行得很艰难。然而，一想到要再次取消手术，我愁容满面。

第一例手术彻底完成，麻醉师开始唤醒患者。

"可以叫下一个患者进来了。"她对护士说。

护士出去传信。我知道西格里夫太太上手术台前会耽误一些时间，因此我回到了办公室处理一些文案工作。20分钟后，我回到手术室，向麻醉室内看了一眼，以为她们一定在忙着给西格里夫太太麻醉，但令我失望的是，我发现麻醉室里只有一个陌生的助理麻醉师。

我问他患者为什么还没进来，他耸了耸肩膀，并没有回答，我只好来到日间病房查看西格里夫太太到底在干什么。

"西格里夫太太在哪儿？"我问护士。

"去换衣服了。"

"怎么还没换好？"

"这里不允许换衣服。"

"什么意思？"我彻底恼火了，问道，"是谁不让她换？"

"是政府。"护士回答。

"政府？"

"政府有明文规定，同一间病房里有不同性别的患者时，禁止给患者换病号服。"

"为什么不让他们穿睡衣过来？"

"几年前提议过，院方说政府不允许。"

"那我们怎么办？向首相投诉？"那个护士笑了起来。

"她来了。"护士说道。西格里夫太太出现了，她的女儿推着轮椅从走廊那边走了过来。西格里夫太太穿着一件不合身的医院病号服，无法完全遮住她的屁股。也许政府是对的。

"她只能去公共厕所换衣服。"她的女儿瞪着眼睛说。

"我知道，手术当天早晨来的患者没有单独卫生间。"我解释道。

"先不说了，我们没有时间了，我自己带她去手术室。"我接过轮椅，推着她在走廊里飞奔。病房护士在走廊里跟着我，手里攥着西格里夫太太的病历。

现在已经 3 点钟了，麻醉师看上去非常不快。

"这次我来主刀，"我赶忙安慰她，"从头到尾。"迈克听到我的话非常失望，因为我会把他挤到一边。早些时候，我说过会辅助他完成手术，可这样一来他只能给我当助手了。

"看起来很简单，会很轻松。"我补充了一句。我故意撒谎，也从没指望莱切尔会相信。没有哪个麻醉师会相信外科医生的话。

3 点半，手术开始。

## 完美的一天

迈克把患者的头用锁簧固定在手术台上，并剃掉了她头上左侧的头发。

"没有人知道手术中会发生什么情况，"我小声对迈克说，不希望莱切尔听到，"她可能会流血不止，肿瘤很可能和大脑粘连并长在一起，如果是这样，手术要持续几个小时。最后她的大脑看起来将非常糟糕，可能导致她走路跛行。也有可能一打开就看到肿瘤，并且很轻松就把它剥离下来。"

手术刀、电钻和剪刀，我们用这些工具一步步打开了这位知名妇产科专家遗孀的头皮和颅骨。大约 40 分钟后，我们用一把小剪刀切开了她的硬脑膜，大脑出现在眼前，而脑膜瘤就压在大脑的表面。

"看起来很有希望。"迈克说道，他很好地掩饰着自己无法主刀的失望情绪。

"是的，"我说，"没流多少血，而且肿瘤看起来很容易切除。"我拿起金属吸引器，把它插进肿瘤，随即发出了一阵不太动听的吮吸声。肿瘤开始缩小，逐渐与大脑分离。

"太棒了！"迈克惊呼。几分钟后，我高兴地对莱切尔叫道："40分钟开颅，10 分钟切掉肿瘤！而且是完全切除，大脑毫发无损！"

"太好了！"她喊道，我不知道她此时是否真的原谅了我。

我让迈克自己关颅，我自己坐在手术室一角书写手术记录。之后又过了 40 分钟，手术全部结束，5 点前患者被推到了重症监护病房。

我和迈克离开手术室，去病房查看住院患者。除了两个刚刚做完外科手术的患者，还有一些患者在稳步的康复。两天前，那两个患者接受了并不复杂的脊椎手术。我们的巡视只花了几分钟，最后来到了 ITU。

做完一天的手术后查看患者，确保他们符合专业术语："昏迷指数 15，意识活跃，神志清醒。"——这就是神经外科医生一天之中最有意义的事。

西格里夫太太半躺在病床上，身边的输液架挂着微量注射泵，床头的监护仪屏幕不断闪烁。有如此先进的技术手段和设备在旁监控，很难想象还会出现什么问题，但最重要的是护士每隔15分钟就要把患者叫醒，确保他们处于清醒的状态，没有因术后出血而陷入昏迷。一个护士正在为她清理头发中的血迹和骨屑。我急匆匆地做完了手术，忘记清洗她的头发并吹干，对于女患者我一般都会这样做。

"十分完美。"在床边我向前探身说道。西格里夫太太抓住我的手紧紧握住。

"谢谢。"她从插管中发出了嘶哑的声音。

"全部取出，毫无疑问肿瘤是良性的。"我告诉她。我转身去看那名患有三叉神经痛的男子，他躺在隔壁床上睡着了。我轻轻地摇了摇他。他睁开眼，眼神迷离地望着我。

"你的脸还疼吗？"我问。

他小心翼翼地摸了摸他的脸颊，手术前这样做会给他带来极大的痛苦。

他表情惊讶，又使劲戳了戳脸颊。

"不疼了！"他深感敬畏地说，脸上露出了开心的笑容。

"手术很成功。只是一根动脉压迫了神经，现在你的病好了。"我没有必要再提手术中那可怕的大出血。

我下楼回到了办公室，检查是否还有一些文案工作要处理。不过只有这一次，盖尔把所有的工作都完成了。今天真是不错。我没有发火，手术都做完了，患者也都很正常，病理都是良性的。我取消了排在前面的两台脊椎手术，却保住了后面两台手术。

病房里的患者没有什么大问题。一个神经外科医生还能指望些什么呢？

出门时我从安东尼身边经过，他正赶来上夜班，我打听了一下那个一心求死的慢性硬膜下出血的老太太。

"我想他们应该给老太太手术了。"安东尼告诉我。他去了病房，而我走进了夜色中。西格里夫太太的女儿站在医院大门外的栏杆边，我锁上了自行车，点了一根烟。

"手术怎么样？"她一看见我便问。

"非常成功，"我说。"她可能会糊涂几天，但很快会恢复得非常好。"

"太棒了！"她叫了起来。

我想告诉她，这主要靠运气，但是她可能不会相信。手术成功时，人们从来都不相信运气。

"昨天对你的专科住院医生发了脾气，很抱歉……"她犹豫地说道。

"别在意，"我善意地回答，"我以前也是个脾气暴躁的家属。"

# Do No Harm

## 第 8 章

## 身份置换

当你为孩子的生命担忧时，就会洞悉那种生活状态：外部的真实世界变成了幽灵的世界，那里的人已经遥远得难以辨认。唯一的现实就是恐惧，一种倍感无助的拳拳挚爱引起的恐惧。

## 当医生变成愤怒的家属

30 年前，英国的医院都设有专门为初级医生服务的酒吧，医生辛苦工作一天之后可以去喝一杯，如果值夜班有空，还可以到那里抽根烟、喝点饮料，或者在角落里玩一会儿"太空入侵者"和"吃豆人"游戏。

当时我还是妇科的实习生，刚刚取得医生资格 4 个月。而在 18 个月之前，我看到了使我立志成为神经外科医生的那次手术。一天晚上，我站在酒吧的吧台前，一边喝啤酒，一边与同事聊着八卦新闻。年轻医生在一起聊天时，会谈论患者和他们的病情，不可避免地会夸大其词。由于并未按时回家陪妻子希拉里和 3 个月大的儿子威廉，当我的传呼机显示传呼进来时，我心生内疚。我马上找到距离最近的电话打给希拉里，她话音急切，说儿子被送到了当地的医院，病情很重，脑子好像有些问题。

我记得很清楚，当时正值冬季，夜色已晚，我从医院一路跑到地铁站。走出地铁之后，我的心中焦急万分，急匆匆穿过漆黑并且空无一人的巴勒姆后街，来到了妻子说的医院。我在一间安静的诊室里看到了情绪异常激动的希拉里，我们的孩子在她的怀里睡着了，但睡得并不踏实，一个儿科的顾问医生正在等着我。他告诉我，威廉患了急性脑积水，第二天要转到奥蒙德大街做脑扫描。

在接下来的几天里，我和妻子生活在一个怪异的世界中。当你为孩子的生命担忧时，就会洞悉那种生活状态：外部的真实世界变成了幽灵的世界，那里的人已经遥远得难以辨认。唯一的现实就是恐惧，一种倍感无助的拳拳挚爱引起的恐惧。

星期五下午威廉转院了，对于重症患者来说这是一个不合时宜的时间。他到奥蒙德大街做了脑扫描。我本人是医生，给威廉诊察的初级医生碰巧又是希拉里的校友，所以我可以进入扫描设备控制室。两个放射科技师正热火朝天地聊着他们最近参加的聚会，他们对于包裹在毛毯里的小婴儿十分冷漠，没有丝毫兴趣。透过控制室的窗户可以看到威廉躺在巨大的环状机械设备中，他的妈妈神情紧张，憔悴地坐在他的身边。机器一点点扫过威廉的头部，我看到了图像显示在电脑屏幕上。图像表明是急性脑积水，并且他的大脑中有一颗肿瘤。

从扫描仪器上下来之后，威廉被带回病房，我知道顾问医生很快会来找我。显而易见，或者至少在我看来，威廉正处于昏迷之中，病情严重，但是一名神经外科注册医生安慰我说，那是因为要做脑扫描，威廉服用了镇静剂还没有醒来。下午很快过去，外面天色又暗了下来。据说顾问医生可能下周一才来上班。我魂不守舍，在长长的走廊里走来走去。现在走廊里空荡荡的，我非常想找到这个顾问医生，他和我们医院的神经外科医生一样神秘莫测。终于，极度绝望的我再也无法忍受，抛开他们母子俩回到了家中，在惊恐万分的父母面前砸碎了一把餐椅，并且发誓如果威廉有什么闪失，我就把那家医院告上法庭。

我还记得，后来当我失望至极，无法应对这种局面时，一位神经外科医生出现了。他看了一眼威廉，把希拉里带到屋子外面，通过囟门把一个应急引流管插进了威廉的大脑来释放内部逐渐增大的压力。至少现在回想起来，我必须承认内心恐惧是再正常不过的事。我们被告知，肿瘤切除手术将在 5 天之后进行。度过那5 天简直是一种煎熬。

手术前夜，我开车回家，一只黑猫突然在车前跑过，就离家门口几百码远。我的车轮直接碾过了它。我以前从来没有伤害过任何动物，然而那天却不由自主地那样做了。我下车看了一眼这个可怜的家伙。它躺在排水沟里，显然已经断了气，嘴大张着、眼睛睁得很圆，在晴朗冬季夜空的月光下格外显眼。我忽然想起了威廉手腕的腕带上也有一个猫脸的图案，因为那是儿童医院，他们总是喜欢这样做事。我并不迷信，但心里仍然很害怕。

威廉在一个星期三的上午做了手术。手术期间，我和希拉里在这所位于伦敦中心的医院里徘徊了数个小时。这对我来说是一段有益的经历，当自己成为一名训练有素的神经外科医生之后，我能体会到在自己实施手术时，患者家属承受的一切。

手术很成功，威廉得救了。虽然起初病理报告称肿瘤是恶性的，但最终证实他的脑中是一颗良性的脉络丛乳头状瘤。我后来才知道，这样年幼的患者脑中的脑瘤很少是良性的，即便是良性的，为那么小的孩子做手术风险也很高。几年以后，作为儿科神经外科医生接受培训时，我看到了一个孩子因失血过多而死去，而且就是在威廉当年手术的那间手术室里。我的上司就是当年把威廉从死亡线上拉回来的那位神经外科医生，如今在处理同样的手术时却不慎失手。

焦虑暴躁的患者亲属是所有医生都必须背负的负担，我自己也曾是这样的负担，这是我学医生涯中非常重要的一段经历。我笑着告诉我的实习生们，医生都无法承受太多的负担。

# Do No Harm

## 第 9 章

### 挑战人类善良极限

　　这些患者都大小便失禁，我们一直给他们穿睡衣，这样更方便换洗，但那天和我一起工作的护士都被告知，所有的患者都要穿西服和衬衣。

　　"皇家精神病护理委员会昨天来人了，西服给他们留下了深刻的印象。"

## 患者是医生负面情绪的宣泄口？

我们的科室很幸运，手术室旁有一间医生休息室，房间里有两个红色的皮革大沙发，这是刚从老医院搬过来时我购置的。我们科室从老院区搬到了新建的医院大楼，这里距离主院区有几英里远，整栋新楼的三楼都是神经外科。但是，随着时光流转，院方决定减少神经外科的设施，其中一间神经外科手术室变成了超体重外科手术室，专为极度肥胖的患者通过外科手术减肥。

体形如小鲸鱼状的患者躺在手术车上被推过时，走廊和房间开始出现不熟悉的面孔。这个科室不再是我们的家园了，我开始担心自己被疏远、被冷落，这种感觉一直折磨着在这家现代化的大型医院里工作的许多员工。

一天，我的注册医生在开始一例手术时，我还坐在休息室的红皮沙发上看书。由于手术部门的陌生人太多，我们养成了锁门的习惯。我正坐在沙发上，突然有人用力敲打并摇晃房门，坐在那里而不去开门甚至让我感到越发地可笑。但令我惊愕的是，最后房门被强行打开，4名医生闯进了屋子，手里拿着三明治。

这4个人我一个都不认识，我很尴尬地站起身来。

"这是神经外科办公室！"我感觉自己像个自负的傻瓜，于是说道，"这里不欢迎你们！"

他们都很吃惊地看着我。

"院方说了，这里所有的设施都要共享。"其一个人愤慨地盯着我说。

"院方从来没有和我们商量过。"我回答，"如果是你们自己的办公室，别人不打招呼擅自闯入，你们不生气吗？"

"我们都是外科医生。"其中一个人耸了耸肩说道。他们最后还是选择了离开。我自己也不想留在休息室里，跟着离开了房间，然而心里的意愿仍然很坚决，那就是维护我们神经外科已经为数不多的领地。

我到手术室去找我的注册医生，接替他继续手术。这是一个极其复杂的病例，我在切除肿瘤时破坏了患者左脸的神经。也许这种情况都会发生，这是这类手术的常见并发症。但是，我清楚自己在实施这样危险和棘手的神经外科手术时没有平稳心态。几天后，我在查房时见到了这名患者，看到他毁容、面部瘫痪，我感到一阵沉痛的耻辱。我和同事坐在那间红皮沙发的房间里，没有人过来安慰，也没有人前来打扰，从那以后这里便是我们心中的一片绿洲，我知道自己成了医院内部许多外科医生深恶痛绝的对象。

我一直不清楚，为什么医院手术大楼办公室中所有的窗户，包括那个有红皮沙发的房间的窗户，都离地5英尺（1英尺约合

0.304 米）高。一旦坐下，透过这些窗子就只能看到天空，偶尔有飞机穿过云端飞向希斯罗机场，但更多时候会看到鸽子或者海鸥，偶尔还会看到红隼的身影。我经常躺在稍长一点的沙发上几个小时，看看医学期刊，努力保持清醒，等着进行下一例手术。我透过高高的窗户望着单调的白云。

最近几年，一例手术结束和下一例手术开始之前等待的时间越来越长。只有确定手术后会有一张病床安排给患者，我们才能开始手术，而且这并非个别情况。政府和院方出台了一系列倡议、规划和戒令，要求医护人员必须提高工作效率，但这就像一个随乐声抢座位的游戏，乐曲经常改换。的确如此，政府最近一轮的改革甚至连乐队都更换了。但是患者的数量远远多于病床，大多数时间我都躺在沙发上，郁闷地盯着窗外的云彩，看着鸽子飞过。

## 神经科学黑历史：脑叶白质切除术

我躺在沙发上等着下一例手术开始，看书的时候竟然睡着了。同一天手术的同事正坐在椅子上，像我一样等待下一位患者接受麻醉。

"我敢保证，肯定有人会告知我们斯坦福的那些患者死了以后，整个 NHS（National Health Service，英国国家医疗服务体系）必须要进行改革。这全都是欲盖弥彰，关键要看谁掌权。"他说。

还记得我在医学院上学的时候，有几个月在伦敦附近的一所大型精神病医院老年精神病病房做助理护工。那里的大部分患者都是重度痴呆，有些来自其他国家，他们患有变性的脑部疾病，也有人患了精神分裂症，人生的大部分时光都在医院中度过，现在已是风烛残年。早晨 7 点钟刚刚上班就要面对一屋子 26 个大小便失禁的卧床老头，这也是一种历练，我要给他们洗漱、理发、接尿并用安全带把他们固定在老年病座椅上。

我碰到一些完全不适合这种工作的护士，也有一些护士很会护理，他们心地善良、富有爱心，尤其是一个西印度群岛人文森·赫利，他是病房的主管护士。这是一份几乎没有任何回报而又十分辛苦的工作。在这里，我了解到人类善良的极限，尤其是我本人的极限。

我知道，这座古朴、与监狱相似的医院建于 19 世纪，曾经拥有一片广袤的医院农场，患者可以到那里劳动，不过等我到那里工作时，就只剩下一片宽阔空旷的原野。患者不用再到那里干农活，他们现在接受的是"职业疗法"。

3 个身体敦实的中年妇女是职业治疗师，穿着宽松的栗色便服，每周两次，她们会把狂躁不安、散乱地排成一队的痴呆老头带到医院周围的空地上。那是 1976 年，时值大旱，医院周围都是一片枯黄的野草。大部分患者都会服用一种抑制精神疾病的药物氯普吗嗪，它对光非常敏感，患者的脸都被晒得发红。通常院方会给患者一个足球或者让他们摆弄自己的玩具，但大部分人只是坐在那里，呆望着天空。3 个治疗师通常也会出现在空地上。

一个特别呆傻的患者，在许多年前脑叶就被切除，他可以几个小时一动不动坐在那里给其中一个治疗师当靠背——治疗师坐在焦黄的草地上，一边舒服地靠在患者的背上，一边织着毛衣。这名患者名叫西德尼，因生殖器超大而出名。我第一天工作给患者洗澡时被其他护士叫过去，我们一致对西德尼的"工具"唏嘘不已，当时他就呆滞地躺在澡盆里。

正是在老年精神病病房工作时，我第一次听到一所著名神经外科医院的名字，之后我有机会去那里受训，并最终成为一名神经外科高级顾问医生。20世纪50年代，当时我照顾的许多患者，比如痴呆的西德尼，都被送到了那所医院接受精神外科手术的治疗，即前额叶切除术或脑叶白质切除术。

那时，这种手术疗法是治疗精神分裂症的流行手法，该方法可以使焦虑不安、幻想连篇的神经分裂症患者变得更加安静、更加快乐。手术要将患者大脑的额叶切除，手术中会使用特殊形状的手术刀，而这种手术造成的负面影响是不可逆的。幸运的是，由于类似氯普吗嗪等吩噻嗪药物的发展，这种手术已经被淘汰。

在我看来，脑额叶切除对患者最大的影响就是会令他们迟钝茫然、形如僵尸。私下查看他们的病历时，我很吃惊地发现，其中没有任何形式的随访或者任何术后评估。所有接受额叶切除患者的病历中都只是简短地记录"适合额叶切除术，转至某医院"，下一条就是"从某医院转回。9天后拆除黑丝线。"仅此而已。

若干年以后，偶尔会有这样一条信息："前来检查，与其他患者打架，头皮破裂缝针。"通常患者第一次住院时会有关于急性精神错乱的简短记录，除此之外，即便患者已经入院几十年，他们的病历仍然是空白的。

在两年前，皇家精神病护理委员会成立，这是对一名学生的回应，他曾在媒体上强烈抗议，指责精神病院的暴行。这个学生也像我一样，在一家精神病医院长期做护理助理。这就是为何刚刚抵达那家精神病医院时，其他员工看到我时满脸狐疑，而我花了很长时间才令他们相信，我不是来卧底的。我怀疑他们一定有些事瞒着我，但在那时，即便有的话，我也无法发现任何残暴行径。

那天早晨发生的事很奇怪，我在给一个缺牙掉齿的老人喂粥时，护理官员来到了餐厅，他告诉我下午放半天假，但没有给出任何理由。他还带来了一大包装满干洗衣物的袋子，里面都是些破旧但洗得很干净的西服和衬衣，有些西服上面还有细条花纹。

这些患者都大小便失禁，我们一直给他们穿睡衣，这样更方便换洗，但那天和我一起工作的护士都被告知，所有的患者都要穿西服和衬衣。给这些可怜的痴呆患者都换上二手的笔挺西服、把他们扶到老年病座椅上之后，我就回家了。第二天准时来上晚班，我发现所有的患者又都换回了睡衣，病房也恢复了正常。

"皇家精神病护理委员会昨天来人了，"文森笑着对我说，"西服给他们留下了深刻的印象，护理主管不希望你在这，怕你说错话。"

在多年的行医生涯中，文森是我认识的医疗工作者中给我留下印象最为深刻的人之一。在那种病房工作，坚持照顾毫无康复希望的患者，用善良和老练善待他们，他是一个不同凡响的人。有时文森就站在那里，挽起白色制服的袖子，双手靠在高高的"患者"椅背上，身前就是那些胡言乱语、痴呆苶傻、大小便失禁的老头。

"又怎么了？"他常常叹着气，"我想知道，这是又怎么了？"我们都大笑起来，然后继续一天的工作，给患者喂食、清洗，带他们上厕所，晚上扶他们上床睡觉。

35年以后，这家医院仍在那里，但是周围的地已经被变卖，成了一座漂亮的高尔夫球场，我以前照顾的那些患者现在一定都已经去世多年了。

## 精神问题

"看什么呢？"一个同事问我，他看到了我腿上放着一本书。

"有关人脑的一些晦涩的东西，"我回答，"一位专门研究强迫症的美国心理学家写的，他把佛教禅宗和量子力学结合起来，在此基础上用集体疗法来治疗这种疾病。"

他哼了一声："真他妈的荒唐！你以前没有做过强迫症的精神外科手术吗？"

是的，我从前任医生那里接过这种手术，但庆幸的是我放弃了。这种手术的部位包括患者额叶的尾状核和扣带回，这种微型额叶切除术不会造成任何恶劣影响。精神病医生也告诉我这种手术肯定会有效果。对于我来说，这仅仅是推测，但最近关于强迫症的功能扫描表明手术部位确实在这一区域。

精神病外科手术在加州属于违法行为，因此那些极度绝望想要自杀的加州人以前常来这里治疗，他们有些人因惧怕灰尘而不停地洗手，这就是强迫症的一种常见症状。我还记得有个人戴上3副手套后，才拿过我递给他的笔签署了手术知情同意书（患者签署同意书之后，医生才能为他手术）。就在与同事谈论我经历的精神外科手术时，一个护士进来了。

"马什先生，"看到我穿着手术服伸腿躺在沙发上，她皱了皱眉说道，"下一个患者坚持说他的肿瘤在右侧，但是手术知情同意书上写的是左侧手术。"

"哦，天哪，"我惊呼，"他的左侧顶叶有肿瘤，导致他现在连左右都不分了。你应该知道那叫'格斯特曼综合征'。不会再有人问手术部位在哪里了！他已经完全同意了。昨天晚上我亲自跟他讲过，还有他的家属，不用理他，一切照常。"

"有人不知道'格斯特曼综合征'的存在。"同事在这方面是见多识广的人，他在屋子那边说道。

"你必须得跟患者解释一下。"护士说。

"真荒唐。"我嘟囔了一句，翻身下了沙发，径直来到了麻醉室。穿过手术室时，我看到手术室的清洁工人科比正在清洗第一例手术后留在地板上的血迹，拖布在地面上画出了几道不规则的痕迹。通常那里还会有一大堆垃圾，价值几千英镑的一次性医用手术材料都散放在手术台四周，等着被装袋送去处理。我一手推开弹簧门来到麻醉室，那个老头正躺在担架车上。

"早晨好，史密斯先生！"我说，"你是想要我在你的大脑右侧动手术吗？"

"哦,马什先生! 谢谢你能来! 我想应该是右侧……"他回答,声音拖得很长,语气也不那么确定了。

"你的身体右侧有毛病,"我说,"那就是说肿瘤在大脑的左侧,你知道,大脑是反向交叉控制人体的。"

"哦。"他应道。

"如果你愿意的话,我可以给你右侧手术,但你还是愿意让我来决定是哪一侧吧?"

"是的,是的,"他笑着说,"由你决定。"

"好,那就是左侧。"我说。

我离开麻醉室,护士告诉麻醉师她可以开始实施麻醉了。我又回到了红皮沙发上。

40 分钟后,护士又来说下一个患者已经麻醉了,我决定让一个实习医生去做这次手术。年轻医生的工作时间比较短,他们都渴望获得最基本的外科手术经验,我觉得有必要把所有手术的开颅和关颅都交由他们来完成,这都是一些简单并且相对比较安全的神经外科手术步骤。但我宁愿亲自来做,看着他们手术,我的压力和紧张感比我自己手术还要厉害。除非是一些最简单的手术,否则我不能离开手术室。另外,办公室还有许多文案工作要处理,所以我觉得待在那个红皮沙发的屋子里很有必要。

我会带着一点嫉妒反反复复来回几趟去查看手术进行得如何,只有接触到患者大脑或者手术变得错综复杂、更加危险时,我才会做好消毒准备,但接管手术的时机完全取决于主刀实习医生的经验和手术的复杂程度。

"怎么样了?"走进手术室,戴上眼镜和口罩,瞧一眼创口,我通常都会这样问。

"一切正常,马什先生。"我的实习生会这样答复我。他希望我赶快离开,似乎已非常清楚地意识到我要把他挤到一边来亲自接管这例手术。

"你确定不需要我?"我会满怀希望地问,他通常会向我保证,一切尽在掌控之中。如果确实那样的话,我就长叹一口气,转身离开手术台,几步走回休息室。

我四肢伸展躺在沙发上,继续看书。作为一个注重实效的神经外科医生,我一直感到所谓的"精神问题"这一学说令人困惑,研究它就是在浪费时间。对我来说,"精神问题"一直以来都不是实质性的问题,它仅仅是一种敬畏、惊奇和诧异产生的源泉。

我的意识,或者说如空气般自由存在的自我意识正试图去读懂这本书,此时却在观望高窗外的云朵,以及正在书写这些文字的自我意识,实际上就是一万亿个神经细胞之间正在发生的电化学震颤。这本书的作者对于精神问题似乎和我一样感到惊奇,但是看到他列出的一系列理论(功能心理学、副现象论、显现唯物论、二元交互论或者交互二元论,我不确定),没过多久我就睡着了,然后护士来叫醒我,并告诉我该到手术室给那个老头手术了。

# Do No Harm

## 第 10 章
### 术后创伤：无法避免的生存代价

"我昨晚接到了一个电话，他们是通过光盘送来的扫描图，由于可笑的政府保密原则，他们叫了两辆出租车。两辆啊！一辆送什么光盘，另外一辆送来一张纸，上面是加密的密码！这可是急诊啊！你能想象这有多愚蠢吗？"

## 脑损伤与死亡，哪个更好？

我来得太早，只好等着那些初级医生上班。穿白大褂的日子已经一去不复返，他们现在上班的时候都穿着莱卡骑行服，如果值夜班的话，一般会穿外科洗手衣，医疗电视剧让这种衣服变得越来越时尚。

"昨晚只收治了一个患者。"值班的注册医生坐在屋子前面的电脑键盘旁边说道。她与其他的实习医生不同，其他人往往洋溢着青春的热情，而她的语气中充满了愤怒与不屑。每次开会轮到她来介绍病例时，都会出现负面消沉的氛围，我不明白为什么她要成为一名神经外科专科医生。

"患者是一个40岁的男子，"她说，"昨晚好像从自行车上摔了下来，被警察发现。"

"自行车？"我问。

"是的。跟你一样，他没有戴防撞头盔。"她一脸鄙夷地说。她一边说着，一边敲击键盘，就像宣判死刑一样，几张硕大的黑白脑部扫描图冲出黑暗出现在面前雪白的墙壁上。

"你可能不会相信，"另外一个注册医生插了一句，"我昨晚接到了一个电话，他们是通过光盘送来的扫描图，由于可笑的政府保密原则，他们叫了两辆出租车。两辆啊！一辆送什么光盘，另外一辆送来一张纸，上面是加密的密码！这可是急诊啊！你能想象这有多愚蠢吗？"

除了介绍病例的注册医生外，我们都笑了，她在等我们静下来。

"警察说发现他时，他还能说话，"她继续说，"当他被送到当地医院时，情况开始恶化，接下来插管、上呼吸机，然后还做了扫描。"

"他被噎住了。"我们看着扫描图时，后排有人大声叫道。

"我觉得他一定会死。"当值的注册医生突然说道。我很吃惊，按照以往的经历，即便预后很差，她也会让患者坚持治疗。

我看了一眼前排的初级医生。

"好了，"我对其中一个黑头发女生说，她刚到我们科室，在这只工作了两个月，"扫描图上有许多异常，看你能找出多少。"

"额骨有骨折，并且是凹陷性骨折，颅骨被挤进了脑中。"

"大脑怎么样？"

"里面有血，是挫伤。"

"是的，左侧挫伤很严重，额叶重度脑损伤。大脑额叶都受到了破坏。那另一侧呢？"

"也有挫伤，但不像左侧那么严重。"

"我知道，开始时他还能说话，理论上还能恢复得很好，但有时患者会出现像这样的迟发性脑出血。正如扫描结果显示的致命的脑损伤。"

"手术预后怎么样？"我问这名注册医生。

"不太乐观。"她回答。

"不乐观到什么程度呢？"我问，"5％，还是90％？"

"他会康复的。"

"算了吧，别胡说了！双侧额叶都损伤成那种程度了，他一点儿康复的希望都没有。如果我们手术处理出血，他可能会活下来，但会终生残疾、不能说话，大概还会性情大变，这实在令人恐怖。如果不手术，他很快就会平静地死去。"

"是的，家属是希望采取一些什么措施。这是他们的选择。"黑发女孩回答。

我告诉她，家属的意见完全是由她对家属说的话决定的。如果她告诉家属："我们可以手术切除患者受损的大脑，他一定会活下来的。"毫无疑问，家属肯定选择手术治疗。相反，如果她说："即使我们实施手术之后，患者也不可能恢复到生活能力完全自理的程度。他将成为一个废人，他愿意那样活着吗？"那么家属很可能会给出完全不同的回答。

实际上她问的是："如果他残疾了，那么你是否真的一如既往地爱他，愿意照顾他一辈子？"这个问题，她没有给家属任何选择的余地。在这种情况下，我们通常都会实施手术，这比坦诚相待更加容易，也意味着我们可以避免一次痛苦的交谈。之后，你可能认为手术非常成功，认为患者活着离开医院就是最终的结局，但者几年后你再次遇到他们，就会意识到手术简直就是人间灾难。反正我经常这样。

房间内静默了许久。

"他们已经决定手术了。"那个注册医生生硬地说道。显然，该患者是由我的一位同事负责治疗，英国医学界一个不成文的规定就是大家不可以公开批评或者否决身处同一级别的同事。因此，我没有再作声。

大多数神经外科医生随着年龄的增加会越发保守，这意味着相对于年轻时，他们倾向于建议患者放弃神经外科手术的概率要高一些。我也是如此，但并不仅仅是因为我比以往更有经验，或者对神经外科手术的局限性有了更现实的认知，同时也因为我逐渐接受了这样的事实：与手术相比，让一个患者死亡可能会更好，特别是当患者只存在极其渺茫的可能性恢复到独立生活的能力时。

我无法预测未来会发生什么事，但是不再担心别人会怎样看待我。当然，问题是我也不清楚完全康复的概率到底有多少，因为未来总是充满不确定性。为每一个患者都实施手术固然简单，但我们无法转而不顾一个事实：这种盲目的治疗虽然能够使患者存活，但对大脑造成了极其严重的创伤。

我们接连走出了房间，四处分散到医院的各个部门开始一天的工作，有些人来到了手术室，有些人来到了病房，有些人来到了门诊，有些人来到了各个办公机构。我与一个神经放射科的同事一起沿着通往 X 光室的走廊向前走。神经放射科医生从早到晚都在分析大脑和脊柱扫描，通常不与患者直接打交道。我认为他最开始也进修了神经外科，但由于心肠柔软无法胜任神经外科医生的工作，只好成为一名神经放射科医生。

"你知道吗，我太太是精神科医生。"他说，"受训时，她在脑外伤科工作过一段时间。我同意你的看法，许多大脑受伤的人生活质量都很差。如果神经外科医生跟进自己治疗过的头部重创患者，我敢肯定他们一定会区别对待接受过手术的患者。"

## 艰难的谈话

我下楼来到了自己的办公室，秘书盖尔又在诅咒她的电脑，她正试图进入医院的某个数据库。

我发现键盘旁边有一张纸，上面用花体的大写字母和简单的颜色印着些东西。

"本证书授予……"开头是这样的字句。下面就在具体描述盖尔已经参加过所谓的 MAST 进修研讨会。

"这是什么？"我指着这张纸问。

"强制性法定培训。"她回答，"这纯粹是在浪费时间。唯一可以忍受的是你的一些同事也在那里，并且在取笑那个一无是处的演讲者。后来有人告诉我，他是餐饮界人士。他讲的是什么恐怕连自己都不清楚。他也是经过培训后才做演讲的。你今天也要参加，忘了吗？"她又补了一句，语气中充满了嘲笑和鄙夷，"所有的员工都要参加，包括外科顾问医生。"

"是吗？"我问道。的确，几周前我就收到了行政主管的来信，信上说他发现我还没有参加强制性法定培训，而且培训确实是强制性、法定的，他已经抽空给我写信表明培训课程确实十分重要。

然后，我走出医院去享受一下 8 月下旬的阳光，一路穿过了医院的其中一个停车场。一个无聊的男人正开着小型拖拉机，沿着道路外缘前行，后面拉着长长的一排垃圾桶，我恰好躲开了它们。我来到了培训与发展中心报到。这是一所面积很大、建筑方式拙劣的活动房屋。当我急匆匆沿着走廊大步走进屋里时，里面的地板一阵颤动。

MAST 研讨会就在这里举行。我迟到了，已经有四十多人闷闷不乐地坐在桌前，这里面有护士、清洁工、文员、医生，很可能还有一些 NHS 信托基金会的高级官员。我拉了一把椅子坐在靠后边的远角。报告人是一个年轻的男子，留着整齐的姜黄色胡须和新剃好的头发，他走过来递给我一个文件夹，上面标有"MAST 工作手册"字样。我感觉又回到了学生时代，却并未从他手里接过来。他叹了一口气，很有耐心地把书放在我身边的地板上，又回到屋子前面，转身面向人群。

研讨会原定进行 3 个小时，我可以安下心来睡一觉了。很久以前还是初级医生时，长时间的工作让我学会了睡觉的技巧，实际上我在什么地方都能睡得着。

研讨会进行到一半时，有喝咖啡的休息时间，然后我们要学习消防演练和患者护理原则。当我走出屋子时，手机收到了一条短信。在研讨会现场，出于职业素养我一般都会关机。女病房有个患者危在旦夕，病房护士长打电话说家属要见我，因此我又回到了医院，径直来到病房。

出现问题的是一个四十多岁的乳腺癌患者，她患了继发性的脑瘤。一周前我手下的一个高级实习医生已经手术切除了脑瘤，手术时并未发生任何问题，但两天后，她出现了严重的脑卒中，现在很快要去世了。这周一开始我就感到很震惊，居然没有人对家属说这件事。做手术的医生正在休假，我手下的注册医生也在度假，而我一直忙着手术，那些轮转的初级医生没有人与这位患者有太多的交集，他们都不认识这个人，自然也没有与家属沟通。因此，我安排了今天早晨9点与他们见面，却忘记还要参加MAST研讨会。

我发现患者的丈夫和母亲伤心地坐在她的床边，一起挤在与临近病床之间的狭窄空间里，这可是一间拥有6张病床的病房。患者处于昏迷之中，她的呼吸很费力，并且不太规则。另外还有5位患者在这里，病床之间只有两英尺左右的距离，他们都能亲眼看着她慢慢死去。

我不喜欢在这样的病房里向患者和家属通报坏消息，而那些躲在质量粗糙的帘子后面的人可以偷听一切。我也不喜欢站在那里跟患者和家属讲话，信托基金会把这些人都称为顾客。病房里没有空余的椅子，我只能不情愿地站在即将死去的女患和家属身边，跟他们讲话。坐在病床边似乎并不合适，另外，我知道现在《感染控制条例》也不允许这样做。

"很抱歉没有早一点告诉你们，"我说，"可能手术后她出现了脑卒中。肿瘤长在了一根重要的脑动脉旁边，如果发生这种情况，即使切除了肿瘤，术后几年内依然会出现脑卒中。"

她的丈夫和母亲默不作声地看着我。

"那脑卒中的后果是什么？"患者的母亲问。

"哦，"我犹豫了一下，"我想她很有可能会……"我又犹豫了一下，敏锐地意识到其他患者也可能在听，便降低声音说话，并希望用一个委婉的词语来代替"死亡"这个字眼，"我想，她很可能会死，但不知道是在这几天还是会活得更久一些。"

这位母亲哭了起来。

"每一个家长的噩梦就是白发人送黑发人。"

"她是我唯一的女儿啊！"她的妈妈哭着说。我伸出一只手按在她的肩膀上。

"我也很难过。"我说。

"这不是你的错。"她说。我也没有任何话可说的，不久我去找来了护士长。

"依我看 T 太太就要死了，"我说，"我们不能把她安排到旁边的病房吗？"

"我知道，"护士长说，"我们也正在处理，但是目前我们急需病床，必须要把这里的患者位置都调换一下。"

"今天早晨，我在 MAST 研讨会学习了'客户关怀'。"我说。

病房护士长哼了一声，"我们正在提供的是垃圾服务，"她很激动地说，"过去远比现在要好得多。"

"但患者一直跟我说这里条件非常好，"我说，"如果和地方医院相比的话。"她什么也没有说，急匆匆走开了，她永远那么忙。

我回到了培训与发展中心。会议的第二阶段已经开始。PPT（Microsoft Office PowerPoint，微软公司的演示文稿软件）上正在展示一张幻灯片，上面密密麻麻地列着《顾客服务和护理的守则》。

"有效沟通。"我读出声来，"注意细节。动作迅速。"我们还必须要有同情心。

"你们必须保持镇定和沉着，"报告人克里斯告诉我们，"思维缜密、精力集中。情绪会影响到你的行为。"

这是多么奇怪啊，我一边听着他的话，一边想。经过三十多年与死亡、灾难、无数危机和厄运进行艰苦卓绝的斗争，我目睹患者在我的手中失血致死，经历过和同事面红耳赤的争论，和患者家属糟糕的会面，也体会过极度的失望和深刻的振奋。

总而言之，这是典型的神经外科的工作，我现在需要一个餐饮出身的小伙子告诉我应该有同情心，保持沉着与镇静。签离表一发下来，我就签了字，信托基金会就会认定我已经接受了"同情心和自我控制"培训、"毒品和消防栓"的分类，此外，还有一些其他的事项，我都忘记了。尽管克里斯抗议说他还没有完成报告，但我还是直接冲出了屋子。


## 骨渣乱飞的手术室

第二天早晨，我正跟盖尔讲述昨天的培训时，一个初级医生进来了。他是神经病学病房的医生，此时看上去焦躁不安、闷闷不乐。神经内科病房是专门为患有脑部疾病但不需要手术治疗的患者准备的。这些疾病包括多发性硬化，帕金森病，还有一些奇怪且少见的疾病，有些无法根治。那些神经内科医生对自己的专业如痴如醉，他们就像收集一些罕见的蝴蝶那样收集案例，以发表在学术期刊上。

"很不好意思打断你……"他犹豫道。

"没关系。"我回答，同时指着办公桌和周围地板上一大堆病例和文案，"我很高兴有人来分散一下我的注意力。"

"我们上周末收治了一位59岁的妇女，她患有进行性语言困难，从脑扫描图看好像患了ADEM（Acute Disseminated Encephalo Myelitis, 急性播散性脑脊髓炎）。"

"ADEM？听上去不像外科疾病。"我说。

"急性播散性脑脊髓炎。"他回应道，换句话说，就是大脑和脊髓突然出现致命性炎症。

我告诉他，神经外科手术帮不上什么忙。

"的确如此，但是她今天早晨昏迷了，左瞳孔扩张，扫描显示脑实质弥漫性肿胀。我们考虑她可能需要进行减压手术。"

我伸手去摸电脑键盘。听起来患者的大脑已经肿胀得很厉害，会死于脑内压力急剧增加，可以断定，肿胀的脑部已经开始被颅骨所限制。"散大"的瞳孔意味着她的某个瞳孔已经变大，如果亮光照在里面还不能收缩，这便表明患者已经迅速进入死亡过程的第一个症状。她已经昏迷，失去了意识，如果不迅速采取紧急措施降低其脑内压力的话，接下来的几个小时甚至更短的时间她就会死亡。

脑扫描显示她的整个大脑，尤其是左侧，由于严重的肿胀而呈低密度，医学术语叫做"水肿"，水肿是 ADEM 基本症状，不过诱发 ADEM 的真正原因现在还不得而知。

切除大脑某些部位并不会使患者残废，但是如果我把这个女人大脑的肿胀部分切除，她就会终身残疾。此外，她将无法说话甚至也听不懂别人在说什么。

"去骨瓣减压术怎么样？"神经内科初级医生问。这种手术可以切除患者的颅骨顶部，为肿胀的大脑提供更多空间。这是性命攸关的事，但是如果患者的身体无论如何都会受到影响，那么即使切除一半颅骨也没有关系。"她可能会恢复得很好。"

"是吗？"

"哦，也许会……"

我一时间什么也没说，只是伤感地看着扫描图。我发现患者几乎与我同龄。

"今天不是我的手术日，"我最后说道，"在一切都没有把握的情况下，我们应该多替患者考虑一下。"我表示会确认能否安排一个同事来做手术，随后打了几个电话。我又开始处理文案工作了。要做的这例手术简单明了，我宁愿自己来做，而不是看报告或者口授没完没了的信函。跟所有的神经外科医生一样，我想做的工作就是手术。

过了一会儿，我到手术室去查看同事的手术进行得如何。

我很困惑，麻醉室的灯关着，房间里很暗。麻醉室紧邻手术室，是通往手术室的前厅。现在这种状况很不正常。我推门进去后吓了一跳，一个通常是患者平躺等待麻醉的手术车上放了一具包着裹尸布的尸体，一条床单盖在早已没有生命特征的尸体上，在头顶处系了一个大结，这样头部就被藏了起来。这看起来就像中世纪的油画《死亡之舞》（*Dance of Death*）中的某个人物。

我心里局促不安，经过了这具莫名其妙的尸体，把头探进手术室。我的同事、护士和麻醉师都已开始给那个患有 ADEM 的女人手术。我发现自己左右为难，难道他们手术时出现了死亡事故？这具尸体是从哪里来的？手术过程中患者死亡的情况极少发生，在职业生涯中我只经历过 4 次恐怖的手术事故。从那以后，手术室内的氛围总显得忧郁凄凉。

护士有时会掉泪，我的泪水也在眼眶中打转，特别是死去的患者还是一个孩子时，心情更加沉重。然而，我觉得同事和他的团队看起来很开心，好像在暗地里嘲笑我。我感到十分尴尬，就没有问他们麻醉室的尸体是怎么回事。如果确实是手术中出现了死亡事故，我也不想提及这件事来伤害他们的感情。因此，我转而问我的同事，这例去骨瓣减压术进行得如何。

他正站在患者头部的那一端，手术灯照得头部通体发亮。她的头发早被剃掉，他正用棕色的抗菌碘酊向人类尊严尽失的光头上涂抹。

"哦，这是一例很大的双额叶开颅术。"他说。他打算锯开头盖骨的前部，让患者的大脑胀出而不受颅骨的限制，随后简单地缝合头皮，如果患者能够活下来，一旦肿胀消除，从头盖骨上取下来的骨瓣还可以放回原处。

我感觉很不舒服，说话时几乎带着一些恐惧。我能感到背后一个阴森恐怖的东西，也就是漆黑的麻醉室内那具包裹着的尸体近在咫尺。我问他们如何处理脑镰，那是一层将大脑分成两个半球的脑膜，大脑肿胀超出打开的头骨时可能会造成大脑损伤。

　　"只好先向前牺牲矢状窦了，然后再把它分开。"他回复道。我们又继续了一阵技术性交流，最后我鼓起勇气问了一下那具尸体的情况。

　　"哦，"他笑了笑说，手术室里的其他人一块都笑了起来，"你看到了！那只是一个器官捐献者，是 ITU 一个头部外伤造成脑死亡的患者。那是尸体剩下的部分，两天前那个骑行者，虽然做了手术，还是没有活下来。也许这是好事。器官移植小组昨天晚上来过。心脏、肺、肝、肾，他们取走了许多脏器，情况也都还不错。他们非常满足，不过由于结束的时间比平时晚些，搬运工正在交班，所以还没有来得及把尸体抬走。"

# Do No Harm

## 第 11 章

### 明媚春日的阳光

　　走在黑暗的医院走廊里，我再次感到惊异，人类竟如此紧握生命不放，否则人间就没有这么多的痛苦。没有希望的生活绝对是艰难的，但最终希望却轻易地把我们大家都愚弄了。

## 不放弃任何希望，是对是错？

虽然没有几例手术，但办公室里仍有许多文案工作需要我来处理，这些都是盖尔整理好的几大堆系列文件，令人望而生畏。我的心中有些成功复仇的欢喜，因为处于连续不断的"交战状态"，我们都想把文案工作推到对方的办公室。许多院方管理层的电子邮件我都不会打开，一眼也不看就全部删除，不过有一封纸质的信是林肯郡一家医院的医生写来的，咨询我对一位患者的治疗建议。

这位患者是一个年轻姑娘，名叫海伦，在过去 10 年中我给她做过两次手术，她的脑袋里长了室管膜瘤，术后多次复发，每次复发都比上一次更加严重，恶性的倾向也更加明显。现有的放疗、化疗她都做了，当地医院把她作为大病晚期患者收治入院。肿瘤的复发导致她出现了严重的头疼。那位医生让我查看了最新的脑扫描图，问我是否有更好的治疗措施，毕竟家属很难接受女儿的生命已走到尽头的事实。

经过多年的接触，我已经很了解海伦，并且开始喜欢上她，可能这是一个错误。她总是魅力四射，出色地与疾病抗争。有时我也在想，她是否还对自己的生命抱有不切实际的幻想。拒绝接受现实也并不总是坏事。海伦的家人都很爱她，无论什么时候见到我都心怀感激，热切的希望和期盼的眼神像射钉枪一样把我钉在墙上。

"另外一家医院有个神经外科医生告诉家属，"林肯郡的这名医生在信中继续说，"如果再次进行肿瘤切除手术，可以运用光动效应疗法，并且希望你来操作手术，以便他们进行后续治疗。"海伦最新的脑扫描被拷贝在一张光盘里，和这封信一起寄给了我。经过例行会议和宣誓之后，我在办公室电脑上看了一下。扫描显示海伦的大脑右颞叶肿瘤大面积复发，理论上讲这一部位可以再次进行手术，但即使手术成功，也只能帮助她延长几周、最多几个月的生命。

很明显，肯定有人使她的家人燃起了不切实际的希望，几年前光动效应的疗法已被证明没有任何效果。我很气愤，竟有人提出了这种建议。然而，海伦的家人看起来无法接受没有任何治疗措施的现实，我清楚他们希望采用任何方法，哪怕只是让她增加几周的存活时间。我虽然没有过多的热情，但也很快给注册医生打了电话，请他安排将患者转到我们的医院来。

从早到晚，我接到了许多电话和短信，都是关于海伦的。看来从一家医院转到另一家医院也会遇到许多难以避免的麻烦。据说海伦已经昏迷，转院时需要上呼吸机，抵达后要进入 ITU 病房。医院已经没有 ITU 病床了，我建议当地医生尝试一下附近医院的神经外科，我知道那里的同事对这种没有什么希望的病例，肯定不会过分关注。

后来有人告诉我，海伦的状况好转一些，不需要 ITU 病床。我打电话给注册医生通知这件事，他说病房已经有床位了，我们可以收治海伦。晚上 10 点钟，林肯郡的医院又打来电话告诉我，我们医院的病床主管通知已经没有病床了。

我怒火中烧，亲自开车去找负责床位和接收患者的主管护士。我在护士站见到了她。她是一个能力很强的人，我们一起共事了许多年。

"为什么不能接收林肯郡的那个患者？"我问。

"对不起，马什先生，我们正在等伦敦的救护车来接走另外一个患者，直到有新的床位空下来我们才能收治新患者。"她回答道。

"但是海伦要从 100 英里之外的地方赶来！"我几乎是喊着说出来的，"她到这里已经是半夜了，你还坚持要让救护车送来另一个患者！"

那个护士为难地看着我，我担心她会急得哭起来。

"你看，就让他们把她先送来吧，"说话时我努力使语气和缓下来，"如果有问题就说都是我的错，是我坚持……"

她点了点头，什么也没有说。显然，对于我请求打破收治患者管理制度的请求令她有些不快。我不可能要求她告诉我接下来要怎样做，也不想再为难她。我只能转身回家。如果在过去，这种情况绝对不会发生，院方总会找到另外一张病床，对于我的吩咐没有人会质疑。

海伦最终在半夜到达医院，我早晨上班时没有人知道她被安排在哪间病房。因为要去参加早晨的例会，我就没有先去见她。会上，我告诉值班的注册医生把患者的脑扫描图打开，我简单介绍了一下海伦的病情。

"你们会奇怪，我为什么要给一名绝症患者做手术。"我对这些初级医生说。没有人主动回答，所以我继续介绍海伦的家属情况，手术是因为他们无论如何都无法接受不采取任何措施的做法。

由于海伦脑中是缓慢发展的恶性肿瘤，我们很难断定它何时会停止。患者和家属都逐渐变得理想化，他们认为可以一直治疗下去，永远没有尽头，死亡也可以被无限期地推迟。他们求生的欲望非常强烈。

我告诉与会人员几年前遇到的一个类似案例：一个 3 岁的幼儿，医院唯一的试管婴儿患者。我为他做了切除恶性室管膜瘤的手术，效果很好，后来他接受了放疗。室管膜瘤易于复发，两年后他的病复发时，我又做了手术，但很快再次复发，并且那次复发部位位于大脑内部深处。继续治疗已经没有任何意义，所以我拒绝再次手术。

然而，与患者父母的交流结果很糟糕，他们根本不愿听我的意见。他们在别处找了另外一个神经外科医生在接下来的几年内手术了 3 次，最后孩子还是夭折。随后，孩子的父母要以工作过失为名控告我，这也就是我放弃儿科医生的原因之一。我提醒我的实习生，爱有时是非常自私的。

"那么这就是你这次要手术的原因吗？你担心会被人起诉吗？"有人问。

实际上，我并不担心被人起诉，但却担心自己变成一个懦夫，或者变得更加懒散。也许我之所以同意去做手术就是因为无法面对家属，告诉他们海伦的生命已经走到了尽头。

此外，癌症专家认为如果昂贵的抗癌新药能让患者的生命延长几个月，那也极其成功。

"什么是光动效应疗法？"有人问道。

"用激光照射肿瘤，"我的同事弗朗西斯解释，"但是只能穿透一毫米，这种疗法已经被证实毫无用处，现在有些人建议用这种疗法很值得商榷。我认为你很傻。"他看着我，继续补充道，"这是第四次手术了，她做过放疗，肿瘤几周后就会复原。她的骨瓣感染风险很大，你还得把它移除并且在她头皮下留下一个大洞，一颗真菌就会让她非常痛苦地慢慢死去。"

我不否认有这种可能，然后转身面向坐在房间后面的那排注册医生，问他们有谁见过"脑菌样膨出"。

看起来没有一个人见过，我希望他们以后也不要见到。我倒是见过一次，是在乌克兰。恶性肿瘤手术后如果患者的骨瓣已经感染，无法再放回原处，则必须把骨瓣取出，那么随着肿瘤的复原，患者会慢慢地死去，因为肿瘤会向外膨胀，穿过头皮下颅骨的缺损，患者看起来就像《星际迷航》（*Star Trek*）中的外星人，有部分大脑露在体外。如果患者的颅骨完整的话，其颅内的压力会逐渐增加，但不会很快死去。

"在患者脑内放回一个金属板，这样可以吗？"一个初级医生问道。

"那样反而更容易造成感染。"我回答。

"如果骨瓣感染，为什么就不能任其自由发展？"他问。

"患者头上会出脓吗？如果患者在家的话，也许会，但在医院病房里你无论如何也不能让它感染，"弗朗西斯说，"我希望你能侥幸不会因此受到处罚，但我还是认为你有点傻，一口回绝就可以了。"

## 如何寻找乐观与现实之间的平衡点？

那天上午我做了手术。切开大脑后，我发现了肿瘤，行将死亡的大脑和血管都可怕地缠连在一起，我无能为力。看到协助我的注册医生缝合海伦脆弱的头皮时，我的内心非常痛苦，感到深深的懊悔，答应做这例手术只是因为自己心太软。不料，这些思绪都被麻醉师打断。

"刚才来了一个主管，"他说，"她对于你在没有病床的时候接收患者这件事非常生气，她还说你无论如何都不应该做这例手术。"

"这和她有什么关系？"我咆哮道，"我是经过冷静的分析后决定的，而她没有。也许她打算去见患者的家属，跟他们说海伦应该死了，我们也没有病床了……"

我的双手气得发抖，只想努力平静下来继续手术。

头皮缝好后，我和注册医生都后退几步端详这个姑娘的头部。

"伤口不会很快愈合，是吗？"他评论道，这个年轻人仍然徜徉在医学的悲剧大戏中。

"你肯定没见过脑菌样膨出。"我回应道。

157

后来，我和海伦的家人一起坐在病房旁一间专门用来通报噩耗的小屋里。我尽最大努力劝说他们放弃海伦治愈的希望，这与起初接受手术的任何理由都自相矛盾，因此我对自己也非常不满。我告诉他们，我没有想到手术会毫无作用，海伦的死亡只是时间问题。

"我知道你对再次手术也不是很乐观，"我话音刚落，她哥哥就对我说，"但我们要让你知道我们真的很感激你。其他医生并不会尊重我们的意见。她也知道自己要死了，但只是想多活几天，仅此而已。"

他说话时，我才发现这是一个春光明媚的上午，医院外面单调的院落都充满了希望。

"如果幸运的话，她会多活几个月。"我之所以这样说只是希望尽量弱化死亡这一结局对他们的打击，现在我开始后悔几分钟前那样对待他们。在希望与现实之间我找不到平衡点。

我把他们留在了小屋中，他们4个人坐在小沙发上，膝盖挤在一起。走在黑暗的医院走廊里，我再次感到惊异，人类竟如此紧握生命不放，否则人间就没有这么多的痛苦。没有希望的生活绝对是艰难的，但最终希望却轻易地把我们大家都愚弄了。

第二天海伦的情况更糟，早晨例会时没有一个人能够像往常那样讲一些冷嘲热讽的笑话。第一个病例介绍的是一名男子，他的死亡是延误治疗造成的，本来这是可以完全避免的事；另外一个是脑出血后脑死亡的年轻女子。我们都一脸愁容地看着她的扫描图。

"这是脑死亡，"我的一个同事给初级医生解释道，"她的大脑看起来像毛玻璃一样。"

最后一个病例是一个 8 岁的孩子，他企图自缢自杀，因大脑严重缺氧造成了脑损伤。

　　"难道我们就没有不这么压抑的病例吗？"有人问。

　　确实没有，随后会议就结束了。

　　我离开时，一个神经内科医生沿着走廊过来找我，他特意穿着三件套的西服，现在的顾问医生很少有这身装扮。不过他看上去没有了平时的爽快和乐观，反而有些顾忌。

　　"我能请你去查看一位患者吗？"他问。

　　"当然可以。"我兴高采烈地回答。我一直热衷于寻找更多可以接受手术的患者，并且希望都是良性的肿瘤，但看到他的表情，我又有些担心。

　　"扫描图在 PACS 系统（影像归档通信系统）中。"他告诉我。随后我们回到观片室，他的注册医生在一台电脑上调出数字 X 光系统，即 PASC 系统中的一张脑扫描图。

　　"很可惜，她才 32 岁。"这位神经内科医生解释道。

　　"哦，天哪！"扫描显示患者大脑前部有一颗很大的肿瘤，确定无疑是恶性的。

　　"这一周看来都很倒霉。"

　　我们来到了日间病房，那位患者躺在床帘后面的床上。20 分钟前她做了脑扫描，神经内科医生已经向她大致讲述了病情。她很年轻，还是两个孩子的妈妈，头疼的困扰已经几个星期了。她的丈夫坐在床边，很明显两个人刚刚哭过。

　　我坐在她的床边，努力向她解释需要进行哪些治疗方案。我想给她一些希望，但又不能欺骗她，声称她的病能够治愈。这样难堪的谈话，特别是要这样突然地道出实情，每一位医生都知道患者只会听进去极少部分的谈话内容。

我让她服用类固醇后就请她回家了，这种药会很快缓解她的头疼症状。我安排下周一为她手术，并向她和她心烦意乱的丈夫承诺，在手术前一天晚上入院时我会再把所有的情况都解释一遍。实际上，告诉患者患了无法治愈的脑瘤，然后请他们回家，这并不合适，但除此之外，也没有其他可做的事。

第二天早晨例会时，我把那位患者的扫描图介绍给初级医生，它以黑白照片的形式呈现在我们面前的墙上。

我把实情跟他们讲了一遍，然后让年轻的实习生大卫假设他看过这个扫描图后去见患者，就跟我前一天一样，接着问他应该对患者讲些什么。

通常自信又积极的大卫这次没有回答。

"说吧，"我告诉他，"你必须得对她说些什么。以前你一定也做过这种事。"

"啊，嗯……"他搜肠刮肚地想着合适的词语，"我会告诉她扫描图有些异常，呃……有点占位效应……"

"那他妈的谁能听懂是什么意思吗？"我问道。

"我会告诉她，她需要做手术，这样我们就能知道……"

"那你是在撒谎。我们知道怎么回事，不是吗？那是一颗恶性肿瘤，手术预后也很糟糕！你不敢告诉她！但是从你看她的眼神中她就能猜出情况不妙。如果肿瘤是良性的，你脸上会一直带着微笑，不是吗？那么你怎么跟她说呢？"

大卫没吭声，漆黑的 X 光观片室中陷入一阵令人尴尬的沉默。

"是的，这确实很难办，"我缓和了一下语气，"所以我才问你们。"当不得不通报一些坏消息时，我从来不知道自己做得是否正确。患者不会在事后给我打电话说："马什先生，我很欣赏你做事的方式，你告诉我，我快要死了。"他们也不会说："马什先生，你这个混蛋。"医生只是不希望把事情搞得太糟糕而已。

外科医生必须对患者道出真相，但也极少去浇灭患者的全部希望。在乐观和现实之间找到平衡点的确很难。恶性肿瘤也有不同的分级，医生当然不知道面前的这个患者会出现什么情况，总会有几个活得长久的幸存者，他们并非医学奇迹，而是统计中的离群值。因此，我告诉我的患者，如果幸运的话，他们可能会活许多年，如果倒霉的话，存活的时间就会短许多。肿瘤复发可以再次治疗，不过在某种程度上，这只是抓住了一根救命稻草，当然也可以寄希望于找到一些新的治疗方法。

另外，大部分患者和家属会在网上搜索疾病的相关信息，以往医生那些家长式的善意谎言再也没有人会相信。然而，大多数患者迟早都会像海伦那样陷入无法挽回的境地。医患双方通常很难承认患者已经到了不归路。早晨例会上，当我解释这一切的时候，初级医生一言不发，在黑暗的室内恭敬地听着，但我不知道他们是否真的都听懂了。

会后，我回到病房去看海伦，病房护士长玛丽向我走过来。

"这家人也太不现实了，"她指着海伦躺着的侧室房门说，"很明显，她就要不行了，但他们就是不愿接受这个事实。"

"你有什么打算？"我问。

"这家人不想让我们把她当作晚期患者，拒绝给她服用体面的止痛药，所以我们希望社区服务部门和全科医生来处理，然后让她回家。"

"那她的伤口呢？"我很担心玛丽的回答。

"看上去随时都可能恶化。"

我深吸一口气，进入了侧室病房。令我宽慰的是，海伦的家人都不在。她侧身躺着，面朝窗户，我就绕过床头，蹲在她身边。她看着我，乌黑的眸子很大，脸上慢慢露出了笑容。她的头部右侧肿起，贴着创口敷料。我想，把它揭下来已经没有任何意义了，就没有理会它，免得自己看到每一个外科医生都不喜欢的那一幕：原本干净的刀口坏掉，变成了丑陋、裂开的创面。这一切都是医生一手造成的。

"你好，马什先生。"她开口说道。

我一时不知如何回答。

"你好吗？"我问了句。

"好多了，就是有点头疼。"她语速很慢，由于左侧瘫痪，她说话含糊不清，"谢谢你再次给我手术。"

"我们会尽快送你回家，"我说，"还有什么问题吗？"就在问这个问题时，有一种力量牵引我站起来，向门口走去，但我抵抗住了这种想法。面对一段糟糕的谈话时，每个医生都要坚决抵抗无意识的欺骗。海伦什么也没有说，于是我离开了病房向手术室走去。

# Do No Harm

## 第 12 章

### 局外人的痛苦

　　我一边大喊大叫，一边愚蠢地用拳头捶打方向盘。我感到一阵羞愧，并非由于我无法挽救大卫的生命，而是因为我丢掉了职业的超然与冷漠。与他的沉着镇定及其家人的痛苦相比，我的忧伤显得极其庸俗，而这恰恰证明了我的软弱。

# 在急诊室中直面死亡

尽管死亡不离左右，但在工作中我很少直接接触死亡。死亡已被消毒，变得遥不可及。在医院中死于我手中的大部分患者都患有无法治愈的头部创伤或者脑出血。他们入院时就已经处于深度昏迷，在收容所式的 ICU 病房中，通过呼吸机生存一段时间，然后在深度昏迷中死去。

死亡来得既简单又平静，一旦他们被确诊为脑死亡，呼吸机就会被关掉。没有临终遗言、没有最后的气若游丝，几个开关一关，呼吸机停止了有节奏的悲鸣。如果心电监护仪的导线被连上（通常不需要全部连上），可以看到心电监护仪的液晶显示屏上，红线随着心跳上下起伏，心跳会变得越发不规律，因为患者衰竭的心脏极度缺氧，极力地挣扎。几分钟后，一片沉寂，心跳停止，红色线条的轨迹变成了一条直线。

随后护士会撤掉连在毫无生气的尸体上的许多管子和缆线，不久两个搬运工会推来一辆担架车，上面放一具纸棺，用毛毯掩盖着，将尸体推到太平间。如果患者捐献了器官，在被证实脑死亡后，呼吸机会继续运转，尸体则被送到手术室，这通常都在晚间进行。器官被摘除后，呼吸机才被关掉，伪装好的担架车会把尸体运走。

通常，我治疗的患者都长着致命的脑肿瘤，他们都会死在家里、临终关怀医院或者当地的医院。在医院里，极少有脑瘤患者死于治疗过程，但他们可能会陷于深度昏迷之中。他们之所以会死亡是因为他们的大脑会死亡。如果要讨论死亡，通常是针对家属而非患者本人。我很少直接面对患者的死亡，但偶尔也会遇到这种情况。

当我还是初级医生的时候，工作内容与现在面临的情况截然不同，几乎每天都和死亡或者濒临死亡的患者打交道。做医生的第一年，我在医疗体系等级的最底层做实习生，经常在凌晨被人从床上叫起来，去确认患者是否死亡。我通常独自走在医院空空荡荡、平淡无奇的走廊里，当时还很年轻，身体强壮。穿着白大褂，我走进漆黑的病房，在护士的指引下来到一张病床前，四周的床帘已经被拉好。我意识到其他年老体弱的患者就躺在旁边的病床上，在黑暗中很可能已经醒来，惊恐万分，他们几乎想到了自己的命运，因此想尽一切办法恢复健康，赶快逃离医院。

床帘后面死亡的患者在床头昏暗灯光的映照下，看起来与其他在医院死亡的患者一样。他们通常都上了年纪、穿着病号服，和其他患者没有什么两样，脸庞消瘦蜡黄、两颊塌陷、肢体遍布紫斑，躺在床上一动不动。检查时，我会掀开外衣，把听诊器放在心脏部位确认是否还有心跳，然后翻开眼皮，用小巧的钢笔式手电筒照射死者的眼睛，检查瞳孔是否"固定和散大"，通常我看到的瞳孔呆滞漆黑、又大又圆，对于手电筒的光没有任何收缩反应。

之后我会到护士站，在记录本上写下"确认死亡"或者类似的话，有时也会加上"RIP"（愿死者安息）的字样。签字后我就回到值班室的床上。大部分以这种方式确认死亡的患者，我都不认识。晚上我会巡视病房，查看白天工作的医疗小组之外的小组负责的患者。这是许多年前的事了，那时死后进行尸检仍是十分常见的做法。常规情况下，如果患者死于你负责的日间病房、你负责其最终疾病的治疗或者患者是你认识的人，那么你就要参加尸检。但是我讨厌尸检，通常会想尽办法逃避，因为我的超然也有限度。

急诊室医生是我结束一年实习后在普外科受训时的又一项工作。在这里，我发现死亡的方式更加惊人、更加暴力。我记得患者就在我的眼前死于心脏病突发或者心搏骤停，还有一次我整晚都在全力抢救一名男子，他当时意识清醒，不过由于食管静脉曲张而极其痛苦，失血死亡时他直视着我的眼睛。我见过有些人死于枪伤，有些人死于交通事故的碾压和骨折，有些人死于触电，有些人死于心脏病发作，有些人死于哮喘，还有人死于各种各样的癌症，并且有些癌症的症状令人作呕。

此外，还有急救车刚刚送来就已经死亡的患者。在急诊室工作，我要为那些在街上意外死亡的可怜人出具死亡证明。这种情况下，如果发现担架车上的尸体衣装整齐，我就要揭开他们的衣服，把听诊器放在心脏上，这完全不同于确认医院里住院患者的死亡，因为后者都穿着普通的白色病号服。我感觉自己在骚扰他们，一旦解开他们的衣扣，我就想向他们致歉，即便他们已经死亡。由此可见衣服的意义多么重大。

## 忧伤源于超然的丧失

　　一个周五的下午，我驱车离开伦敦，准备潇洒几天和妻子去度个短假。这是个寒冷的冬日，我正欣赏着行车道边的树杈上挂满的优美树挂，突然手机响了起来，看到周围没有警车，我接了起来。我听不清对方在说什么。

　　"谁呀？"我问。

　　我听不清名字，但电话里的声音说："我们刚刚在他的家里收治了你的患者大卫·H。"

　　"哦。"我说着，把车停到了路肩上。

　　"他患了进行性偏瘫，越来越嗜睡，服用类固醇之后好了一些，又恢复了往常的机敏和风趣。"

　　我对大卫印象很深刻。12年前，缘于一种特殊的肿瘤，我曾给他做过手术。这种肿瘤叫做右颞叶低级别星形细胞瘤，这些肿瘤出现在大脑内部，起初生长缓慢，偶尔会引发癫痫发作，但后来就会发生恶性转变，成为"高级"肿瘤，即胶质母细胞瘤，最终危及生命。这个过程可能会历时许多年。对任何一个患者来说，我们都无法预测他能活多久。如果肿瘤足够小，有可能通过手术来治愈。患者大部分都是年轻人，他们必须清楚自己被判了死刑，要等很长时间才会行刑。

对于这些患者，向他们解释自己所患的疾病尤其不易。如果你在乐观与现实之间没有巧妙地掌握平衡点，就像我有时会做的那样，那么你无论如何都无法掌控局势：你要么宣告患者得了不治之症，让他们在绝望中度过余生，要么当肿瘤恶变，患者知道自己时日无多时，来指控你内心虚伪、寡术无能。不过大卫一直向我明确表示，无论病情多么严重、充满不确定性，他都要知道真相。

他三十岁出头第一次发病，就在那时发现了肿瘤。他是个成功的管理层顾问，身高超过 6 英尺，热衷骑行和长跑，已婚，但孩子还小。他极具人格魅力，果敢坚毅，无论什么事到他那里都变得很有趣。即使在局部麻醉，我对他颅内的肿瘤进行切除时，意识清醒的他还在讲着笑话。我们都希望他会成为少数几个通过手术治愈的幸运患者之一。但 3 年后复查时脑扫描显示，肿瘤复发了。我很清楚地记得，在诊室里，大卫坐在我对面，我告诉他，这意味着肿瘤最终会使他死亡。这时，我看到了泪水在他眼眶中打转，但他还是忍住了，眼睛直勾勾地向前看了一会儿。

随后我们讨论了能给他争取更多时间的后续治疗措施。在接下来的几年中，我又给他做了两次手术以及放疗、化疗，他还在继续上班，过着正常人的生活，直到最近这段时间噩梦再次降临。与其他脑内出现这种肿瘤的人相比，用医生的话说，他已经"相当不错了"。这么多年来，我对他和他妻子的熟识程度远远胜过其他患者。这些患者如何与疾病斗争，如何付诸行动并表现出坚韧的意志，一想到这些，我就十分羞愧。

"我们无能为力了，"那个医生在电话里说，"但是大卫想让你再看一看他的脑扫描，他非常相信你，我已经拿给这里的一个神经外科医生看过，但他并不上心。"

"明天早晨我要离开几天，"我说，"在网上把他的扫描发给我，下周我会看。"

"好的，"她答道，"我现在就发。谢谢。"

此刻，外面下着雪。我把车开到了行车道上继续赶路，这时我发觉内心正在进行一次痛苦的对话。巧合的是，我现在距离那家医院非常近，大卫就在那里，我亲自去看他也只是稍微绕一点路而已。

"我真不想告诉他，他就要死了，"我自言自语道，"我不想破坏和妻子共度周末美好时光的计划。"然而，我内心深处感觉有种力量在拖拽着我。

"最终，如果我要死了，"我听到自己的心声，"应该也会感激一个神经外科医生的探视，他是这么多年以来我一直寄以希望的人……但是，我真的不想说，他已经时日不多了。"

我不太情愿地在下一个路口猛一转弯，将车拐下了行车道，朝那家医院开去。医院像庞然大物一样拔地而起，周围是巨大的停车场。我忧郁地走在医院内部一条长长的中央走廊，感觉走了数英里之后还有数英里，不见尽头，也许这就是恐惧的作用——我害怕去和一个即将死去的患者交流。我再次感到自己对医院的憎恨，它的建筑单调而又冷漠，里面上演了人类许多痛苦的悲剧。

我直接到了六楼，这里的电梯提示音并未告诉我去洗手，而我们医院的电梯都会做出提醒，不过电梯门开闭时的声音听起来更加令人心烦。

最终我走进了病房，发现大卫穿着睡衣，站在护士站旁边，一群护士围在他的身旁，正在把他撑起站直，因为左侧偏瘫（病灶在右颞叶），他的身体倾向对侧。

给我打电话的那个医生正站在他的旁边，随后向我走来。

"他们都以为我是一个魔术师呢！我刚挂断电话，不到 15 分钟你就出现了！"

我向大卫走去，他对我的突然到来也感到很惊讶，随即笑了起来。

"又是你！"他说。

"是的，"我说，"我来看看你的脑扫描图。"我被带到了附近的电脑旁。

我以前从没见过给他治疗的医生，但是我们经常有书信往来，探讨大卫的病情。显然，她是一个富有同情心的人。

"我负责全部的低级别神经胶质瘤患者，"她说话时脸上做出一点怪相，"运动神经元病变和多发性硬化症的治疗相对来说还很容易。低级别胶质瘤患者都很年轻，他们的孩子也都还小，在我看来他们只能回家等死……我的孩子和大卫的孩子同龄，在同一所学校上学，这很容易让我动容并引起同情。"

　　我看了一下电脑上的扫描图，上面显示肿瘤已经恶变，并且已经向大脑深部浸润生长。肿瘤在大脑的右侧，他的病症和海伦一样，智力和理解力大部分都没有受到影响。

　　"我可以手术，"我说，"但可能也无法为他争取太长时间，最多几个月，延长的只是濒死状态，而不是有意义的活着。手术只会浪费大卫仅存的幻想时间，而且手术也并非不存在任何风险。他一直明确向我表示希望知道实情。"

　　我想起了过去在相似的情形下，经过二次手术的其他患者，比如海伦，就无法面对现实，而我最后也特别后悔。但当时我很难启齿，告诉患者我已经无能为力，他没有任何希望，只能等死。此外，我也总是担心，可能自己的判断是错的，而患者是对的，要时刻怀有希望，也许会出现奇迹，也许我应该再做一次手术。或许正是对于求生的希望太过强烈，医生和患者相互影响，都无法正确地把握现实。

　　我在看脑扫描图时，大卫已经被带回了单间病房。这间病房是他前一天入院时分配的，他来到这里时已经失去意识、半身瘫痪，医生用了大剂量的类固醇药物才把他从鬼门关拉了回来。

　　我走进病房，大卫的妻子和两个护士正站在床头，天刚刚黑，屋子里很暗，电灯还没有打开。透过窗户，我看到室外阴暗的天空和几层楼下医院的停车场，远处有一排树木和房屋，虽然下着雪，但没有雪花落在地面上。

　　大卫仰面躺着，我进来时他吃力地侧身转向我。我有些紧张地站在他身边。

"我一直在看扫描图。"我顿了一下,"我一直跟你说,我会告诉你实情。"

我留意到说话时他没有看我。我突然意识到,由于大脑右侧功能已经丧失,左侧偏盲,而我站在他的左侧,他可能看不到我,于是我转过床头,双膝一弯跪在他身边。高高站在即将死亡的患者身边,就像那长长的医院走廊一样,是缺乏人道主义精神的表现。我们四目相对了许久。

"我可以再次手术,"我语速很慢,只能挤出这几个字,"但是最多也只会使你多活一两个月……以前我也做过类似的手术。我经常后悔。"

大卫开始回应我,语速同样很慢。"我知道情况不太好。以前还有……许多事情要安排,但是我……现在都做完了……"

这么多年来,我已经知道如何"通报坏消息",最好的做法就是尽可能少说话。这种对话的本质特征就是语速缓慢、尽量缓和双方沉痛的心情,所以,我必须要克服旨在打破令人伤感的沉默而不停说下去的冲动。我想,现在做这些事会比以前更好一些,但是当时我已经尽力。当大卫看着我时,我发现不说话确实很难。我告诉他,如果他是我的亲人,我绝不会让他再继续治疗下去。

"好了,"我最后说道,极力控制着自己的情绪,"我认为我已经让你多活了许多年了……"

过去,他是竞技骑行者和长跑者,胳膊粗壮有力。当我畏缩地伸手去握住他那充满男子汉气概的手掌时，感到一阵尴尬。

"能够照顾你也是我的荣幸。"我说完便起身离开。

"这虽然有些不合时宜，但我能说的也只能是祝你好运。"我又补了一句。不能说再见，因为我们都心知肚明这是我们最后一次见面。

我站起身来，他的妻子朝我走来，眼中噙满泪水。

我的头靠在她的肩上，紧紧地拥抱了她，几分钟之后我离开了屋子。大卫的医生跟在我身后。

"非常感谢你能来，一切都变得简单了。我会送他回家，然后安排一下安宁护理（指对于那些得了不愈之症之病者，所采行的全人性化照顾，以维护病人和家属最佳的生命品质）。"她告诉我。

我失望地摆了摆手，走开了，走路的步态犹如醉汉般蹒跚，只不过使我沉醉的不是过量的酒精，而是太多的情感。

"我很开心，"我在走廊里给大卫的医生回电话，"经过这番谈话后，可以这样说，我的心情好多了。"

在我弥留之际，我能有这样的勇气，可以这样有尊严地死去吗？我一边向恐怖的柏油路面停车场走去，一边问自己。雪还在下，我又想起了自己对医院的厌恶情绪。

我心乱如麻，开车离开，很但快就被堵在晚高峰的车流中，我恶狠狠地骂着这些车辆和开车的司机，好像全都是因为他们的错误，这么善良、高尚的人才会死去，他的妻子才会守寡，年幼的孩子才会失去父亲。我一边大喊大叫，一边愚蠢地用拳头捶打方向盘。我感到一阵羞愧，并非由于我无法挽救大卫的生命（他的治疗情况一直不错），而是因为我丢掉了职业的超然与冷漠。与他的沉着镇定及其家人的痛苦相比，我的忧伤显得极其庸俗，而这恰恰证明了我的软弱。

# Do No Harm

## 第 13 章

## 陷入医疗纠纷

　　我开始回忆之前出现的所有致命失误。我越向前回忆，就会有更多的错误，像从河床底下被搅起来的有毒甲烷一样不断涌现。有些事情已经蛰伏了多年。我还发现，如果不立刻把这些事都记下来的话，我会再次将其遗忘。

## 蛰伏记忆深处的失误

我在美国神经外科机构有一个名誉的教学职位，因此会定期做一些讲座。有一次我做了一篇题为《我最致命的几次失误》(*All My Worst Mistakes*) 的报告。这次报告受到了丹尼尔·卡尼曼的著作《思考，快与慢》(*Thinking, Fast and Slow*) 的启发。该书于 2011 年出版，出色地描述了人类推理的极限和心理学中表述的每个人心中都存在的"认知偏见"。

每当想起职业生涯中出现的一些失误时，我就发现这本书具有极强的心理抚慰作用。可以这样说，我知道判断失误和犯错的倾向都源于大脑。我认为过去那些年自己犯过的错误都是可以被原谅的。

每个人都承认，无论谁都会犯错，我们要从中吸取经验。但问题是，像我这种医生如果犯错误，可能会给患者带来灾难性的后果。对于大部分神经外科医生而言，当患者因为他们的失误遭受痛苦或者死亡时，他们会产生深深的羞愧感，当然也有例外，如果之后又出现了司法诉讼，那么他们就会感到更加羞耻。有些神经外科医生基本不会承认自己犯了错，也不会向他人承认错误，他们有许多方式来掩饰，并且会竭尽全力推卸责任。随着职业生涯日益接近终点，我越发感觉有责任承认自己以往的错误，并希望我的实习生今后不再犯相同的错误。

受到卡尼曼的鼓舞，我开始回忆之前出现的所有致命失误。有几个月的时间，每天早晨起床后围着当地的公园例行跑步前，我都会躺在床上反思自己的职业。

这是一段痛苦的经历。我越向前回忆，就会有更多的错误，像从河床底下被搅起来的有毒甲烷一样不断涌现。有些事情已经蛰伏了多年。我还发现，如果不立刻把这些事都记下来的话，我会再次将其遗忘。当然，有些人和事我永远也无法忘记，因为它们对于我来说简直刻骨铭心。

我为美国的同行们做完报告之后，他们都惊讶得陷入一片沉静，没有人提问。我知道他们震惊的原因并不是我毫无保留的真诚，而是我的无能。

外科医生都要定期参加"异常和失败总结会"，会上讨论他们所犯的错误：哪些可以避免，哪些经验教训可以吸取。然而，我参加的总结会无论由美国或者自己所在的科室举办，大家通常都会相当沉闷地进行敷衍，在场的医生都不愿当众批评彼此。尽管大家平时都在高谈阔论，医生要在"免责"的环境中工作，但是在现实中极难实现。只有医生陷入个人恩怨或卷入激烈的竞争，即通常牵涉经济利益的私人事项，他们才会批评对方，并且在背地里进行。

177

## 来自患者家属的控诉

在报告中我提到了一个至今没有忘记的案例。一个小伙子在我们的老院区住院，之后没过多久老院区就关闭了。那时我的注册医生是一个从美国西雅图来到伦敦接受为期一年培训的医生。一天，他来找我看一张脑扫描图。

我们从办公室来到 X 光阅片室。那时 X 光系统还没有电子化，患者的脑扫描都是大张的胶片。脑扫描都放在铬钢架上，就像洗衣绳上挂起来的衣服，每一个钢架上都有一个滚轴，这些架子可以一个一个地平滑拉出。这个系统就像老式的劳斯莱斯，样式老旧但设计巧妙。如果你有和我们一样高效的负责 X 光图像的秘书，这种系统完全值得信赖，这与当下在工作中电子化的图像处理系统完全不同。我的注册医生把一些扫描图拉到了我的面前。

"他 32 岁，在圣理查德医院住院，显然他身体左侧瘫痪了。"他告诉我。

扫描图显示该男子右侧大脑有一大片黑暗的区域。

据说，在手拿锤子的人眼中，一切看起来都是钉子。神经外科医生查看脑扫描图时，眼中只有他们认为需要手术的地方，我也不例外。我匆匆地看了一下扫描图，因为出门诊已经快迟到了。

我和注册医生看法一致，这很可能是一颗无法进行切除的肿瘤，医生所能做的只是一例活检手术，即切取一小块肿瘤用来分析。我让他把患者带到我们的医院做活检手术。回想起来，我当时非常粗心，本应该多问一些有关患者病史的问题。如果当时得到了正确、全面的信息，我应该不至于犯错。由于所有信息都是"二手"的，我应该更加谨慎地查看扫描图或征求神经放射科医生的意见。

那个小伙子转到了我们的神经外科病房，注册医生给他做了活检手术。这是一种相对安全的小手术，需要在患者颅骨上钻一个半英寸的小孔，手术不超过一个小时。结果显示，造成患者脑部异常的不是肿瘤，而是梗死。患者有过脑卒中病史，脑卒中在他这种年龄极少发生，但也有例外情况。现在回想起来，脑扫描已经清楚地显示了问题的关键所在，但我出现了理解偏差。我有些尴尬，但并未过分担心。这并非特别严重的失误，况且患脑卒中要比恶性肿瘤强得多。患者又被转回当地医院检查脑卒中的原因，我逐渐忘记了这件事。

两年后我收到了一封长信，写信人是一名男子的年迈的父亲，他用颤抖的双手写成了这封信。信先寄到医院，之后由"投诉办公室"转给了我，并要求我对此进行解释。最近，新任行政主管将行政处的名字改为"投诉与改进处"。信中指出我应为他儿子的死亡承担责任，他的儿子转回当地医院后没过几个月就去世了，这位父亲坚信儿子的死是手术造成的。

接到投诉信之后我像往常一样感到非常紧张。每天，我都要做出几十次决断，一旦出现失误，就会产生严重的后果。我的患者要相信我，我也要相信我自己。神经外科手术就像高空走钢丝，本来就很难处理，长期快节奏地收治患者和办理出院的巨大压力使情况变得更加糟糕。

当收到这样的投诉信或者律师来函，声称有患者要起诉我时，我就会被迫查看极力保持平衡的脚下钢丝与地面之间的巨大落差。我感觉自己好像就要掉进一个恐怖的世界，在那里，现实的角色都颠倒过来。我失魂落魄，任由患者摆布，他在温文尔雅、无懈可击的律师指引下击败了我。更令我困惑的是，律师和我一样穿着都很体面，说话也像我一样自信。我觉得自己毫无权威或可信度，在巡视病房和手术室内给患者开颅时都要穿着铠甲。

我查阅那位死者的病例之后获悉，他死于脑血管疾病引起的再次脑卒中，该病是第一次脑卒中引起的，当时被我误判为肿瘤。活检手术多余并且不当，但与他的死亡没有任何关系。我在一系列信件中解释、道歉并进行辩护，院方以第三者身份出具证明并经行政主管签名后寄给了死者的父亲。死者父亲对答复非常不满意，要求召开投诉会。

几个月后，投诉会按期举行，主持会议的是一名穿着讲究的中年妇女，在"投诉与改进处"工作，之前我从未见过她。很明显，她不清楚这件事的具体细节。死者年迈的父母坐在我的对面，愤怒地瞪着我，眼中充满仇恨，他坚持认为是我的无能致使他的孩子丧命。

我与死者父母交谈时底气不足，他们的怒火让我恐惧不已、心烦意乱。我尝试道歉并且详细地解释了尽管那次活检手术确实是失误，但和患者的死亡没有任何关系。我以前从来没有参加过这种会议，我不否认，会上的一切都被搞得一团糟。"投诉与改进处"的负责人打断了我的话，请我听听患者的父亲如何申诉。

因此，我坐在那里，在很长一段时间内任凭这位丧子的老人倾诉他的悲痛和愤怒。后来，另外一个在场的负责人告诉我，"投诉与改进处"的那位女士在老人描述自己的遭遇时一直在哭泣，几乎认定整件事中我就是唯一的责任人。后来我才知道，开会的那天是那位患者死亡两周年的祭日，当天早晨他们还去过当地的公墓扫墓。最后，"投诉与改进处"的负责人让我离开，当时我心绪不宁。

## 现代化医院的纷乱与困扰

我以为那件事已经结束，但是几周后医院信托基金会的行政主管突然在圣诞节前两天给我打来电话。他刚到任，由于基金会糟糕的财政状况，最近刚刚被卫生部"空降"到这里任职。他的前任突然被撤职，离开时非常狼狈。当新任行政主管刚开始工作时，我与他有过一面之识。我一共经历过8位英国国家健康体系行政主管，他们到任时会到医院各科室逐个走访，然后就再也见不到踪影，除非有人惹事，他们才会再次出现。我想，也许这就叫做管理。

"我要提前通知你，元旦期间你要和我们一起开会。"他说道。

"关于什么事？"我问道，心里立刻感到一阵紧张。

"那要等开会的时候才能知道。"

"天呐，那为什么现在就给我打电话？"

"让你提前做准备。"

我感到一阵恐惧和困惑，猜想这大概就是电话的预期效果吧。

"我应该怎么应对？提前准备什么？我还有这么多工作要做，"我颤巍巍地说，"如果这样的话，我只能辞职。"

"哦，那不行。"他回复道。

"那告诉我到底出了什么事！"我大吼。

"是有关最近的一次投诉会议，但得等到开会的时候才能知道怎么回事。"

他拒绝再透漏任何详情，我们的谈话终止了。

"圣诞快乐。"我对着自己的手机说。

那次会议定在一月初，整个圣诞假期我的心里都在琢磨着这件事。在别人眼中，我可能是勇气可嘉、坦诚直率的医生，但是对于权威人物，我仍心有畏惧，虽然我蔑视他们，特别是 NHS 的管理者。我认为这种恐惧在脑海中已经根深蒂固，毕竟 50 年前我接受的是昂贵的私立教育，对于管理者这样的人物历来都怀有轻视之感。一想到被传唤去见行政主管，我的心里就充满了可怕的恐惧感。

结果，就在与他见面的前几天，我左眼出血，必须接受视网膜脱落的急诊手术。也许由于视力受损，几周后我滚下楼梯摔断了腿。等腿伤痊愈之后，我右眼的视网膜又出现撕裂，这是一种比视网膜脱落稍轻的疾病，但是仍然需要进一步治疗。等我回去上班之后，行政主管似乎已经把我忘记，也忘记了电话里说的事情。我又例行去了一趟乌克兰，回来不久我就坐在办公室里处理离开这段时间积累的文案。

"你又有麻烦了！"盖尔隔着办公室之间的门口喊道，"行政主管秘书打电话来了，请你和行政主管还有外科服务处主任明天早晨 8 点去开会。"

这次我完全清楚会议是关于什么议题了。两天前急匆匆跑到三楼去参加早晨例会时我便吃了一惊，女性神经外科病房的门上都贴了一张 3 英尺长、4 英尺宽的布告，上面有一条巨大且不祥的红字告示语："禁止入内"，下面用黑色的字写着严厉的指示："此病房患者有传染病，非必要情况禁止入内。"

我愤慨地转身离开，来到 X 光阅片室开会。初级医生们正在议论这条布告。很明显病房爆发了诺罗病毒，这种病毒令人讨厌，但通常不会造成什么伤害，在以前它被叫做"冬流感"。我的同事弗朗西斯大步走进房间，手里挥着这张布告，显然是从病房门上撕下来的。

"这真荒唐。"他喊着，"管理层的白痴把它贴在女士病房的门上。难道我们不用检查患者了吗？"

"你真不听话！"我说，"撕掉它你就得罪管理层的人了！"

会后，我回到楼下办公室给医院感染控制处的主任发了一封电子邮件投诉这条布告。毫无疑问，现在我要为撕掉布告而接受责罚了。

第二天早晨 8 点，带着担忧和戒备，我通过漫长的走廊来到了医院中央迷宫般的管理办公室。我一路经过了许多间办公室，有公司战略处经理和副经理的，公司开发处临时经理的，管理处主任的，商业开发处主任的，临床风险处的，还有许多其他办公室，名字我已经记不清，但几乎都是根据管理顾问高昂的预算报告设立的。我发现"投诉与改进处"又换了名字，现在叫做"投诉与表彰处"。

行政主管的办公室是一个套房，秘书在外面的那个房间，里面有一间大屋子，墙角处有一张书桌，另一端放着一张桌子、几把椅子。看到这些办公室，我想到了在苏联与我打交道的那些教授，他们就在令人乏味的办公室里工作。然而，行政主管的态度绝不会像与其地位相当的苏联领导那样充满威吓的意味，相反，他热情地欢迎我，并给我端来一杯咖啡。

相比之下，一些态度和蔼的苏联教授会在大清早用伏特加来欢迎客人。很快，外科服务处主任也赶到这里，会议期间他都寡言少语，他看我的表情极其愤怒，但对于行政主管不是服从就是恭敬。经过讲述例行的琐事细节之后，传染控制布告的问题提上了桌面。

"仅此一次，"我说，"通过正常的渠道，我发了一封邮件给传染控制处的主任。"

"这很伤人。你把医院比作集中营。"

"哦，抄送给信托基金会所有人，那可不是我干的。"我反驳道。

"我说是你了吗？"行政主管严厉地说道，态度霸气十足。

"我很遗憾用了'集中营'这个词，"我尴尬地说道，"这种行为很愚蠢，也有些过分。我应该用'监狱'这个词。"

"不是你撕掉的告示吗？"行政主管问道。

"不，我没撕。"我说。

他表情很吃惊,屋子里瞬间鸦雀无声。我并没有打算告发同事。

"去年投诉会遗留了一个问题。"

"是的,你们的信托基金会投诉办公室把这次会议安排在了患者祭日当天。"

"不是'你们的信托基金会',亨利,"行政主管说,"是'我们的信托基金会'。"

"在死者祭日最不适合召开这样的会议。你们以前见过所谓的'祭日反应'吗?悲痛欲绝的家属在这种场合下很容易情绪失控。"

"是的,我们最近确实经历过一次,是吧?"他转过身对外科服务处主任说道。

"关于投诉方面,以前从来没有人跟我或者跟你们信托基金会的员工提前开会。"我加了一句。

"是'我们的信托基金会',"他再次纠正了我,"程序上是这样,应该有一次预备会……"

"没有人遵守程序,但是如果我在会上处理不当我会道歉。"我说,"但是你来试试坐在死亡患者父母的对面,他们就认定是你杀了他们的孩子。虽然我确实误诊了,安排他做了多余的手术,但当指证变得荒唐可笑时,你会很难接受。"

行政主管没有回答。"你的工作我干不了。"他最后说道。

"是的,你的工作我也干不了。"我回答道,瞬间对他的理解感激不尽。我想到了所有的政府工作目标、追名逐利的政客、小报的头条、各种丑闻、最后期限、临床的混乱、财政危机、患者组成的压力集团、行业工会、司法诉讼、投诉还有那些自以为是的医生，这些都是 NHS 行政主管需要面对、处理的问题。他们的平均任期一般只有 4 年，这不足为奇。

我们彼此对视了很久。

"但是你们的沟通办公室简直一无是处。"我说。

"我对你的要求就是用你那毋庸置疑的能力为我们信托基金会服务。"他说。

"我们只想让你遵守现有的程序……"外科服务处主任加了一句，他也认为必须为这次会议出点力了。

会后，我走出迷宫，回到了自己办公室。那天晚些时候，我给沟通联络处发了一封电子邮件，建议拿出更好的布告。"我们需要您的帮助……"我在开头这样写道，但是没有收到任何回音。

这个行政主管几周后就离开了信托基金会，他又被改任到另一个陷入财政困难的信托基金会。毫无疑问，在那里他又会以政府、财政部和卫生部的公务员的名义大幅度削减经费开支。他在那工作了两年。几个月后我听到传言，由于工作压力太大，他向新的信托基金会告了病假。我有些吃惊，不禁为他感到难过。

# Do No Harm

## 第 14 章

## "纸上练刀"的困境

"你直接把神经截断了,这是彻底的神经断裂。他的脚踝肯定彻底瘫痪,将终身跛足行走。这不是小残疾,他再也不能跑步了,不能在崎岖不平的路面上行走,更别提什么山地自行车锦标赛了。"

## 患者的噩梦：医生缺乏实操经验

六月的第一天，天气突然变得闷热潮湿，我骑着自行车来参加早晨的例会。出门前我来到后花园检查 3 个蜂箱。蜜蜂已经开始勤劳的工作，它们迅速飞向空中，可能要飞往本地公园，因为公园一侧生长的酸橙树已经开花。我一边骑着自行车赶往医院，一边盘算着：这个夏天就会收获蜂蜜了。我迟到了几分钟，到达例会时一个高级住院医生正在介绍病例。

"第一个患者，"她说，"是一个 62 岁的老人，他是一家当地医院的保安。他一个人生活，没有任何亲人。被发现时他已经失去意识，因为没有来上班，他的同事四处找他。患者身体右侧有许多淤青，他的同事说在过去的 3 个星期里他说话变得越来越困难。"

"入院时你见过他本人吗？"我问她。我知道这些在晨会上介绍病例的住院医生很少去亲自检查自己介绍的患者，因为他们的工作时间很短暂。

"已经见过了，"她说，"他讲话很困难，并且右侧肢体力量减弱。"

"诊断是什么？"我问。

"属于病史很短的进行性神经功能障碍，功能障碍涉及语言，"她回答，"患者身体右侧的淤青表明他向右侧跌倒，因此很可能他的大脑左侧患了进行性疾病，也就是大脑额叶出了问题。"

"很好，那是什么病呢？"

"也许是胶质母细胞瘤，或者硬膜下病变。"

"完全正确。让我们看看脑扫描图吧。"

她用电脑键盘进行操作，这名可怜的患者的脑扫描图慢慢出现。扫描图显示他的大脑左半球有一颗很明显的恶性肿瘤。

"看起来像胶质母细胞瘤。"有人说道。

那天早晨开会的人群中还有两个学生。那个高级住院医生转向他们，可能是看到在医疗等级制度森严的体系中，终于出现比她们地位更低的人令她非常高兴。

"是胶质母细胞瘤，"她说话的语气像是很有见识的样子。"是一颗多形性胶质母细胞瘤，一种恶性的原发性脑瘤。"

"这是非常致命的肿瘤，"我补充了一句，也为了让这两个学生多了解一些病情，"他这个年龄得了这种病只能再活几个月，也许只有几个星期。如果治疗的话，要手术切除部分肿瘤然后放疗、化疗，但是他最多也只能多活几个月，而且可能失去语言能力。"

"好，詹姆斯，"我转身对一个注册医生说，"高级住院医生已经做出了完全正确的诊断。这个病例你会如何处理？治疗的关键点又是什么？"

"他患了恶性肿瘤，我们无法治愈，"詹姆斯回答，"就算用类固醇药物，他也会残疾，我们能做的就是做个简单的活检手术，然后放疗。"

"是的，但他这个病例中的关键是什么呢？"

詹姆斯犹豫了一下，但在他回答之前，我先说了出来——关键是患者没有任何亲属，又不能回家，也不能照顾自己。不管我们怎么做，他都只能活几个月，由于没有家人他很可能要在某间老年病病房度过屈指可数的凄苦日子。我告诉詹姆斯，他的看法很可能是对的，我们正式确诊后，他会被转回地方医院。因此，我们最好做一个活检，然后把他交给肿瘤科医生。我们只能希望肿瘤科医生能够切合实际，在治疗时不要让他承受太多的痛苦。实际上，通过扫描图我们已经能够确诊，任何手术都只是表面工作。

我从衣兜里拿出一个 U 盘，向阅片室前的电脑走去。

"我要给你们看看我上次去乌克兰看到的惊人的脑扫描图！"但是一个年轻的同事打断了我。

"不好意思，"他说，"负责初级医生工作的经理已经答应来和我们讨论新拟订的注册医生值勤表，她只能在这里待到 9 点钟，9 点以后还要参加其他的会议。她马上就要到了。"

我很恼火，这意味着我不能给他们看乌克兰人那硕大的脑瘤，但是很明显，在这件事上我没有任何选择的余地。

那位经理迟到了，利用等她的空当，我去了一次手术室，查看今天白天唯一要接受手术的患者。他躺在手术车上，在麻醉室内等待，简单的椎间盘突出导致了严重的坐骨神经痛。半年前我就见过他，他是个电脑程序员，又是一个争强好胜的山地车手。左腿出现钻心的坐骨神经痛时，他正在为某一次国家级别的锦标赛训练。

核磁共振扫描显示病因是椎间盘突出，用医学术语描述就是"一个突出的椎间盘导致骶 1 神经根受压迫"。椎间盘突出使他无法再继续训练，他只能退出山地车锦标赛，这令他倍感失望与痛苦。他很担心手术的后果，希望通过保守治疗以恢复正常。我告诉他，要等待足够长的时间才有可能自愈，况且这种事并没有先例，他这才极不情愿地决定接受手术。

"早晨好！"我的语气中带着神经外科医生的自信，这是真正的自信，因为既定的手术非常简单。大多数患者手术前见到我都很高兴，但是他看起来却很害怕。

我向前探身轻轻拍了拍他的手，告诉他手术非常简单。我向他解释，医生也是被迫告知患者手术的各种风险，但我向他承诺出现问题的情况基本不会发生。我告诉他，如果坐骨神经痛超过半年，我就会选择手术，虽然不太情愿，但我还是会接受。与大部分医生一样，我也是一个胆小鬼。

我这么做的原因是什么？想方设法打消他的顾虑？我自己也不知道结果如何，但这确实是一例简单的手术，风险极低。我的注册医生在当天早晨让他签了手术知情同意书。那些注册医生，尤其是那些美国医生在请患者签字时，往往做得过分细致，他们会列出长长一串极不可能出现的并发症，甚至以死亡来恐吓可怜的患者。我也提到些主要的风险，但还是强调在简单的椎间盘突出手术中，神经受损和瘫痪这些最严重的并发症都是极其罕见的。

我离开麻醉室去和负责遵照"欧洲工作时间标准"（EWTD）的那位经理开会。

"我一会儿回来帮你。"我离开手术室时回头对我的注册医生说，不过我认为根本没有必要，因为他以前自己也曾独立做过这种手术。我回到会议室，同事们和那位经理都在等着我。

她是一个人高马大、好管闲事的年轻女士，棕红色的头发整齐地打着卷，说起话来满是傲慢的语气。

"我们需要你们认可新拟订的值勤表。"她正在说。

"还有没有其他的备选项？"一个同事问道。

"如果遵照'欧洲工作时间标准'，注册医生就不能在住院部值班，值班室就要撤销。我们已经检查过他们的日记卡，现在他们工作时间已经超时。他们每天晚上必须保证 8 小时的睡眠，其中有 6 个小时保证不被打扰。这种制度只有像高级住院医生那样倒班才能实现。"

我的同事们都坐不住了，开始抱怨起来。"倒班在其他的地方已经实行过，但是不得人心。"一个同事说，"它破坏了治疗的连续性，医生每天换班两三次，夜班的初级医生几乎不认识患者，患者也不认识他们，大家都说这很危险。较少的工时还意味着他们获得的临床经验也会很少，那样更危险，甚至连皇家外科医学院的院长也站出来反对倒班。""我们必须要按章办事。"她说。

"还有其他的选择吗？"我问，"为什么我们不能做一下协商呢？我们的初级医生都不想遵照欧洲工时标准，他们希望一周内工作时间超过 48 小时，我们完全可以通过协商实现。伦敦市内大部分医院都决定不引入欧洲工时标准，我们法国和德国同行说他们根本就不予理会。爱尔兰已经为医生做了协商。"

"我们别无选择，"她答道，"不管怎样，协商的截止日期上一周已经结束了。"

"但是你们上周才告诉我们可能会进行协商的！"我据理力争。

"不管怎么说，这已经于事无补了，"这就是她的答复，"信托基金会已经决定了谁都不能协商。"

"但是从来没有人跟我们商量过。我们的意见完全是为了患者考虑，难道就一点价值都没有吗？"我问道。

很明显，她对我说的话毫无兴趣，甚至懒得回答。我开始言辞激烈地痛斥神经外科实习医生每周仅仅工作 48 小时的危险性。

"你可以给我发邮件申明你的观点。"她打断我说道。

会议就此结束。

## 被截断的神经根

之后我去手术室看了一下，我的注册医生已经开始了脊柱手术。他以前独立做过许多同类手术，从手术专业技能来说，他并不是接受培训的医生中手术做得最好的一个，但他是很长时间以来我见过的最有良知、最善良的初级医生，护士们都很崇拜他。手术的前期让他来做似乎很保险，甚至全部手术都交给他一个人来做也没有问题。患者极度的焦虑情绪反而令我很紧张。

换好衣服后我来到了手术室，但通常我都会待在外面那个红皮沙发的屋子里等着他们叫我，而不是现场监看他的一举一动。

由于是脊柱手术，患者盖着浅蓝色的消毒盖布，脸朝下趴在手术台上接受麻醉，所以认不出患者是谁。患者脊柱下方的一小块皮肤擦着碘酊抗菌剂，显露出一个长方形的黄色区域，在天花板上伸出的铰臂上悬挂着的巨大碟形手术灯照射下，显得明亮艳丽。在这个长方形的中间是一个 3 英寸长的切口，穿透皮肤和暗红色的脊肌后用钢质牵开器撑开。

"为什么切口这么大？"我生气地问道，我对于刚才那位经理以及她对我的冷漠态度仍余怒未消，"没看过我是怎么做的吗？为什么用大号咬骨钳？这对于腰 5 或者骶 1 神经根本没有必要。"我很生气，但是还没有产生足够的警觉，因为手术并未真正开始。扫描显示是简单的椎间盘突出，患者的病情还没有到达手术最难的阶段，那就是要露出深陷脊柱里面的神经根。

我消毒后来到了手术台前。

"让我看看。"我说道，随即拿用一把手术钳撑开创口向里面看。我看到一根闪亮的细白纤维有细绳一般粗细，5～6 英寸长，出现在钳子撑开的创口内。

"哦，我的天呐！"我惊呼，"你把神经根截断了！"随后我把钳子扔在了地上，离开手术台，靠在手术室最里面的墙边站着。我极力使自己平静下来，泪水在眼中闪动。实际上，像这种重大的技术失误在外科手术中极少发生。手术中大部分失误都极其细小和微妙，很少被视为失误。在 30 年的神经外科生涯中，我的确有所耳闻，但并未目睹这种重大失误。

我强迫自己回到手术台前，面对鲜血淋漓的创面，我谨慎地搜索着，担心会发现其他异常情况。很明显，我的注册医生完全误解了解剖结构，他打开了椎管的外沿而不是内沿，所以立刻就看到了神经根，令人费解的是，他竟然把它切断了。出现这种状况非常奇怪，特别是他以前已经做过数十例这样的手术了，而且还是在无需监督的情况下独立完成的。

"你直接把神经截断了，这是彻底的神经断裂。"我伤心地对目瞪口呆的助手说，"他的脚踝肯定彻底瘫痪，将终身跛足行走。这不是小残疾，他再也不能跑步了，不能在崎岖不平的路面上行走，更别提什么山地自行车锦标赛了。"

我默不作声地完成了剩下的手术。我在患者的脊柱上改道切口，不费吹灰之力迅速地移除了突出的椎间盘。今天早晨他一脸惊恐地躺在麻醉室，我曾向他承诺这是一例简单易行的小手术。

我走出手术室，共事多年的麻醉师朱迪斯在走廊里追上了我。

"真是太糟糕了，"她说，"他还这么年轻。你怎么跟他说？"

"实话实说。神经可能并没有被完全切断，他有机会康复，不过这会花上好几个月的时间。坦率地说，我也怀疑他是否能够康复，但我想总还是有些希望……"

我的顾问医生同事经过我身边，我告诉了他发生的一切。

"天哪，"他说，"真是倒霉。你认为他会起诉我们吗？"

"我认为让我的注册医生来做初始阶段的手术也是合情合理的，他以前也做过这种手术。但是我错了，他没有我想象中那样经验丰富。他的能力确实令人惊讶……我会为他做的手术负责。"

"不管怎么说，都是信托基金会来应诉，是谁犯的错并不重要。"

"但是我误判了他的能力，我也有责任。不管怎么说，患者会责备我的，他把一切托付给了我，而不是什么该死的信托基金会。实际上，如果他真的无法恢复，我会告诉他去起诉。"

我的同事非常惊讶，毕竟诉讼并不是我们应该鼓励的解决方式。

"但我是对他本人负责，而不是对信托基金会负责，国际企业管理挑战赛（GMC）不是鼓励我们医生那样做吗？"我说，"如果他腿瘸了，是别人犯的错，他应该获得一定的经济赔偿，是吧？讽刺的是，要是我们没有参加那个愚蠢的经理召集的会议，我就会早点来到手术室，很可能这次灾难就不会发生。真希望那个经理也为此事负责。"我补充说道，"但是我不能这么做。"

随后我去写手术记录。对于医生来说，手术中出现了失误，要撒谎掩盖错误非常容易，因为手术过后谁也不知道到底哪里出了问题。你可以编造貌似合理的借口。另外，患者总是被告诫这种手术可能会出现神经损伤，不过我从来没有见过这种情况。我知道，有一位著名的神经外科医生（他现在已经退休），在为一名知名的患者手术时就曾经通过手术记录造假来掩盖严重的失误。但是，我还是今天把发生的一切完整、真实地记录了下来。

我离开手术室，30 分钟后看见朱迪斯离开了复苏室。

"他醒了吗？"我问。

"是的，他的腿能动了……"她满怀希望地说道。

"关键是脚踝，"我郁闷地答道，"而不是腿。"

我顺便去看了看那位患者。他刚刚苏醒过来，还记不住手术刚完成时我对他说的话，因此，我什么都没说，只是难过地证实了我最担心的一幕：他的左脚完全瘫痪，无法抬起，按业内说法叫做"足下垂"。我以前跟我的下级提过，这是非常严重的。

他回到病房两个小时后，我再去看他，这时他已经完全清醒。他的妻子焦急地坐在他的身边。

"手术一点也不轻松，"我说，"你左踝的一根神经受损，那就是你现在不能把脚勾起来的原因。这种情况有可能会好转，我也不太确定，如果真的能痊愈，恐怕那也是一个历时数月的缓慢过程。"

"但是应该能好吧？"他焦急地问。

我告诉他我也不知道，但保证会告诉他实情。我非常难过。

他漠然地点头表示同意，又震惊又困惑，一句话也说不出来。我离开时照例在附近的墙边把洗手液挤到手上，默默地想，他的愤怒和泪水过一会儿就会爆发。

我下楼来到办公室处理堆积如山、毫无意义的文案工作。有一大盒巧克力摆在我的办公桌上，那是一位患者的妻子送来的。我把它拿到了隔壁盖尔的办公室，她比我更喜欢巧克力。她的办公室跟我的不一样，有一扇窗户，我留意到房间对着医院停车场，外面正下着大雨。雨水打在干燥泥土上发出的怡人气味充满了她的办公室。

"来点巧克力吧。"我说。

之后我恼火地骑车回家了。

我为什么不放弃培训初级医生呢？我一边气呼呼地骑着车一边想。我为什么不能自己做全部的手术呢？该死的管理层和政客们强制规定要对初级医生进行培训，决定他们是否能够手术时，我为什么要承担相应的责任？无论怎样，我都必须每天到病房亲自去看患者，因为现在的初级医生还没有经验，他们实际上在医院里的时间非常短暂，那就是症结所在。

是的，我不会再培训任何人了，一想到这里，我就如释重负。培训其他人很危险。现在许多顾问医生晚上都要偶尔来医院一趟，这很辛苦……整个国家都已陷入了深深的债务危机中，为什么临床经验也要欠一笔巨债呢？将来国家会出现全新一代无知的医生。这该死的将来，让它自己照顾自己吧，这不是我的责任；该死的管理层，该死的政府，该死的可悲的政客们，该死的屡遭篡改的财政预算，去他妈的该死的卫生部公务员。这该死的一切。

# Do No Harm

## 第 15 章

谅解，医患关系的润滑剂

　　手术室里悄无声息，通常这里充满了员工的闲聊声、呼吸机的嘶嘶声、麻醉监控器的哔哔声，而此刻突然间都停止了。手术室里每一个人在面对死亡和彻头彻尾的失败时，都不敢看其他人的眼睛。

## 临死前的呼救：救救我，妈妈！

许多年前，一个 12 岁的孩子德伦，脑袋里长了恶性肿瘤，我为他做了一例切除髓母细胞瘤的手术。当时，肿瘤已经造成了脑积水，虽然我完全切除了肿瘤，但仍有隐患。手术几星期后，我又为德伦进行了"分流"手术，在他大脑中植入了永久性引流管。

我儿子威廉的肿瘤被切除后，也基于这一原因做了相同的手术。自此以后，威廉的状况还不错，但是德伦的引流管出现了几次堵塞，这很常见，不过需要再次手术来更换引流管。德伦做了放疗、化疗，随着时间的流逝，他的病似乎已经被治愈。虽然引流管出现了问题，但德伦其他方面的表现一直不错，他上了大学，并选择就读会计专业。

一天，德伦突然出现了剧烈的头疼，当时他没在家中，还在大学里。他被送到我们医院时，我正好由于视网膜脱落在休病假。他的脑扫描显示肿瘤复发了。髓母细胞瘤确实会复发，但通常都是在治疗后的最初几年内复发。德伦的肿瘤是在手术 8 年后复发的，这很罕见，出乎所有人的意料。复发肯定是致命的，如果进一步治疗，运气好的话他能多活一到两年。

原定的方案是我休假时，一位同事会为他再做一次手术，但是手术前一天晚上德伦却出现了肿瘤内大出血，这种事情完全不可预见，偶尔会发生在恶性肿瘤患者的身上。即便手术在大出血前成功完成，他也不可能活得太久。出现大出血时，德伦的妈妈就陪在他的身边，他在重症治疗病房上了呼吸机，但已经出现了脑死亡，几天后呼吸机也被关掉。

这么多年来，我已经与德伦和他的妈妈熟识。虽然我的患者在接受手术后最终死亡已经不是第一次，但回来上班后听到德伦的死讯仍然非常沮丧。在我看来，德伦入院后科室采取的治疗措施都非常恰当，但是他的妈妈坚持认为他死亡的原因是医生耽搁了手术。我收到了德伦妈妈的来信，她要求与我见面。我选择在办公室见她，而不是在门诊大楼里缺乏人情味的诊室。我把她带到了屋里，让她坐在我对面。刚一坐下，她的泪水就夺眶而出，随后她向我讲述了德伦死亡的经过。

"德伦突然从床上坐起来，紧抓自己的头。他大叫着'救我，救救我，妈妈'！"她痛苦地向我讲述。记得有一次，一个患者得了肿瘤，临死前向我大喊求助，我当时感到非常难过，也很无助。我想，如果是我自己的孩子在呼救，而我却束手无策，这将多么令人无法接受。

"我认为他们早就应该开始手术，但他们就是不听。"她说。

她一遍又一遍地讲述事情的经过。45分钟后，我摊开双手并喊道。

"你想让我怎么样？我当时并不在场。"

"我知道这不是你的错，但是我想要医院给我一个解释。"她答道。

我告诉她说，出血是不可预测的，安排第二天做手术也完全合理。我还说，一直照顾德伦的医护人员对于发生的一切都感到很难过。

"他们在重症治疗病房要关掉呼吸机时也是这么说的，"由于气愤，德伦妈妈的声音有些哽咽，"医护人员很反感给他上呼吸机。要知道这些人干活是有报酬的，给钱的！"她十分气愤地冲出了房间。

我跟着她走出了医院，午后的阳光下，她站在了医院大门对面的停车场。

"很抱歉我刚才对你喊叫，"我说，"但这一切都很难处理。"

"我还以为你听到他的死讯后会大发雷霆呢，"她失望地对我说，"我知道这对你很难……"她抬手指着我们身后的医院大楼说，"你要对这所医院尽职尽责。"

"我不想为谁遮掩，"我回答道，"我也不喜欢这个地方，完全不必做到鞠躬尽瘁。"说话间，我们已经走回了钢铁和玻璃制造的医院正门前。从自动门进进出出的人流使得这里更像是一座火车站。

我带着她又回到了办公室，经过门诊大楼入口处那张耸人听闻的通知，我曾由于在广播中指责它而陷入麻烦。通知中写道："本信托基金会贯彻一项新政，内容如下：拒绝为有暴力倾向和辱骂性言语的患者治疗……"我心想，这则通知表现了医院管理层对患者的不信任，正是医院内部的信任危机折磨着德伦的母亲。这真是一种莫大的讽刺。她拿起包，一句话也没有说就离开了我的办公室。

我又回到了病房，在楼梯口见到了我的一个注册医生。

"我已见过德伦的母亲了，"我对他说，"她相当难缠。"

"那个孩子在重症治疗室去世之前，就已经有许多麻烦了。"他说道，"即使他已经脑死亡了，她也不让医护人员撤掉呼吸机。我倒没有什么问题，但是有些麻醉师很不情愿在周末照看他，一些护士也拒绝护理他，因为他已经脑死亡了……"

"哦，天呐。"我说道。

记得多年前，我自己的孩子脑中长了脑瘤被收治入院时，我就认为正是一个医生的粗心大意几乎使他死亡，因此非常气愤。我还记得，当自己成为神经外科医生后，给一个长着很大颗脑瘤的小女孩做手术的情形。那颗脑瘤就是一大团血管，有时肿瘤就是这样，我想尽一切办法来止血，但手术仍然变成了一场残酷的竞赛，一边是鲜血从女孩的脑中喷出，一边是可怜的麻醉师朱迪斯通过静脉把血液再输回到她的体内，我竭尽全力采取各种措施来止血，但仍然无力回天。

那个女孩非常漂亮，长着一头红色的长发，最后因失血过多而亡。她死在了手术台上，这是现代神经外科手术很少出现的情况。我完成了例行的手术程序，把已经死亡的患者的头皮缝合。手术室里悄无声息，通常这里充满了各种声音，如员工的闲聊声、呼吸机的嘶嘶声、麻醉监控器的哔哔声，而此刻突然间都停止了。手术室里每一个人在面对死亡和彻头彻尾的失败时，都不敢看其他人的眼睛。在给那个死去的孩子缝合头皮时，我要考虑怎样去面对正在焦急等待的患者家属。

我拖着沉重的脚步来到儿童病房，她的母亲正等着见我。她一定没有想到会听到这个噩耗。虽然很难说出口，但我还是把发生的一切都告诉了她。我不知道她会做何反应，但是她却走到我面前双臂抱住我，对手术的失败表示安慰，即便她失去了自己的女儿。

权力滋生腐败，医生也需要承担手术失败的责任。因此投诉、诉讼程序、质询、惩戒和补偿机制都是必要的。与此同时，如果手术过程中出现了意外，只要你没有刻意掩盖和否认失误，患者和家属就能够感受到你也为事故难过、痛心。如果幸运的话，你也可以得到他们珍贵的谅解。据我所知，德伦的母亲并没有投诉，但我担心的是，如果她心中无法原谅为德伦临终时施治的那些医生，那么她的耳边将永远萦绕着德伦临死前的呼救。

# Do No Harm

## 第 16 章

### 责任、憎恨与感激

　　他的死是手术造成的，而不是我的明显失误。因此，我觉得这一次，至少在理论上我是无辜的。但是当我到家之后，我把车子停在了房子外面，自己坐在车里。夜色中雨一直在下，过了很久我才拖着疲倦的身体进屋上床睡觉。

## 他负责治病，我们负责相信

1987 年，当我成为一名顾问医生时，我已经是一名经验丰富的神经外科医生。上级任命我去之前受训的那家医院接替一位高级神经外科医生，他的职业生涯即将结束，并把大部分手术都交给了我。一旦成为顾问医生，我就要为自己的患者负责，这与初级医生或者实习生阶段完全不同。

我开始明白，受训的那段时光简直就是无忧无虑的日子。实习时，我所犯的任何错误，最终都由我的上级医生而不是我本人来承担责任。随着年龄的增长，我发现许多实习生都很自负，这令我有些生气，毕竟我要为他们的失误担责，但是我自己以前也跟他们一样。总之，一旦当成了顾问医生，一切都发生了变化。

履职之后的几个月，一切都平安无事，直到后来一名患有肢端肥大症的男子转到了我这里。这种疾病是由脑垂体中的一颗小肿瘤引起的，它引起生长激素过度分泌。患者的脸慢慢地发生了改变，变得粗大厚重，就像《丹迪》（*Dandy*）杂志中的卡通人物"疯狂的丹迪"一样，大下巴、高额头，双脚很大，双手也变得异常肥大，就像蒲扇一样。这个患者的病情还不是最严重的，通常这些变化都很缓慢，需要许多年，患者及其家属根本不会留意到。如果有人得了这种病，大家就会注意到他的下巴有些粗大。

高水平分泌的生长激素最终会破坏心脏，我们要实施手术的原因就在这里，而绝非出于美容的效果。手术是从鼻孔里操作的，因为垂体就在大脑的底部、鼻腔的顶部，这种手术通常简单易行。然而，神经外科医生要是运气不好，在手术过程中很容易破坏脑垂体附近的两根重要的动脉。

当我第一次见到他时，他的妻子和3个女儿一起来到了我的办公室。他们是意大利人，当我说一定要手术时，他们的情绪都很激动。很显然，他们是非常和睦的一家人。虽然他们对手术都很紧张，但仍然对我表达了深厚的信任。他是一个心地善良的人，手术前的星期日晚上我去看他，我们非常愉快地聊了一会儿。当患者完全信赖你时，那种感觉非常不错。

第二天我做了手术，并且进行得很顺利，他也如预期那样苏醒过来。那天晚上我又去见他，他的妻子和女儿都对我表示感激与赞美，我欣然领受。第二天，肢端肥大症的一些症状，比如手指肿胀的症状已经有所好转。周四上午在他回家之前，我又去看望了他。

我来到床边跟他说话时，他表情茫然地注视着我，一句话也没有说。随后我注意到了他的右臂垂在身边。一个护士急忙来到床边。

"我们正在找你呢，"她说，"几分钟之前患者发生了脑梗死。"

我的患者和我都不解地对视了一下。我不相信自己的耳朵，他也不知道发生了什么。一阵恐惧和失望袭上了我的心头。尽管他听不懂我在说什么，但我还是极力向他保证一切都会好转。后来的脑扫描证实他的左大脑半球出现了严重的脑梗死。这一定是手术中某些未知因素造成的。现在他失语了，完全不能说话，不过他似乎并没有因此而苦恼，也许还没有意识到问题的严重性。他像一个不会说话的动物，生活在一个怪异、没有语言的世界里。

有关其他患者怪异状态的陈旧记忆突然又重新回到了我的脑海中。有一个是脑动脉瘤的男性患者，那时我还是一名高级注册医生，刚刚开始独立进脑动脉瘤手术，另外一个是脑血管畸形的男性患者。现在这名男性患者的脑梗死发生在手术后第3天，与他不同的是，以前的那两例手术做得不是很成功，两个患者在手术过程中就发生了脑梗死。

后来他们两个人看我的表情是一样的，都在表达无声的愤怒和极度的担忧，其面目狰狞如同中世纪的地狱恶鬼。他们无法说话，也听不懂别人的话。第二个患者的情况我记得非常清楚，次日早晨上班时我发现他出现了心搏骤停，好像他经受的全部创伤对于心脏来说已经难以承受。复苏小组正在全力抢救，很明显，他们也没有任何收获，因此我请他们停了下来，让患者安静地离世。我不知道另外一个人是什么情况，只知道他最后活了下来。

至少眼前的这个意大利人只是表情困惑，他望着我的时候眼神空洞呆滞。那天晚些时候，我与他的家人进行了一番动情的长谈，这期间有太多的泪水与频繁的拥抱。没有语言的生活会是什么样的情形？既无法听懂别人的话，又不能把自己的想法用语言表达出来，要想解释这一切都很难，更别提理解。

人在脑梗死后，可能会死于脑肿胀，但是这个患者的状况在48小时内一点变化都没有。第二天晚上我向他的家属保证他不会死亡，但是我不确定他是否能够恢复语言能力，实际上我自己也不太乐观。然而两天过后，在第三天的凌晨一点，患者的病情开始恶化。

我手下那个年轻、没有多少临床经验的注册医生给我打来电话。

"他昏迷了，双侧瞳孔散大！"他急切地告诉我。"哦，如果两个瞳孔都放大了，那意味着他的大脑已经脑疝了，他就要死了，我们也无力回天。"我这样告诉他。脑疝是由于颅内压力非常大，大脑会像牙膏一样被挤出颅骨底部的洞，而大脑被挤压的部位呈圆锥形，这是致命的情况。

我愤愤地告诉注册医生自己不打算过去，就直接上床睡觉，但一直睡不着，便起身开车去了医院。大街上空荡荡的，只有一只狐狸从医院前面的马路上旁若无人地跑过。空荡荡的走廊里回响着家属的哭声，其中还有一个3岁的小女孩儿。于是，我把他们聚在一处，坐在椅子上面对他们做解释，同时表达了自己的沉痛心情。患者的妻子跪在我的面前，双手紧扣，求我救救她的丈夫。这一切持续了半个小时左右，但我感觉时间特别长。他们开始接受他在劫难逃的事实，不过也许对他来说死亡要比活着但无法说话好得多。

我还记得有一次一个患者死于术后脑卒中。我在解释和道歉的时候，患者的家属坐在那里，有的盯着我，有的瞪着我，一句话也没有。很明显，他们都很恨我,感觉像是我杀害了他们的父亲。

但是面前这一家人极其和蔼、宽厚。患者的女儿都说她们不责怪我，她们的父亲非常信任我。最后我们互相道别，一个女儿把3岁的小女孩带到我面前，她现在已经不哭了。她抬起头用那双又大又黑的眼睛看着我，两颊还带着泪痕。

"亲一下医生，说再见，玛利亚，说谢谢。"

我们脸颊相贴时，玛利亚开心地笑了。

"晚安，做个好梦，玛利亚。"我诚恳地说。

我的注册医生一直在看着这一切。他很感谢我没有让他来跟家属沟通，接手这么令人心酸的工作。

"不好干的工作啊，神经外科，别干了。"我向门口走去，经过他身边时说道。

向前门走去的时候，我经过了患者的妻子，她正站在走廊里公共电话的旁边。

"记住我的丈夫，偶尔回想一下，"她向我伸出一只绝望的手说，"在你祈祷的时候一定要想想他。"

"手术后死亡的所有患者我都会记住的，"我说，但离开时心里又加了一句，"可我希望千万别这样。"

我很宽慰他已经死了，如果他活下来，一定是重度残疾。他的死是手术造成的，而不是我的明显失误。我不知道为什么会发生脑卒中，也不知道应该如何避免。因此，我觉得这一次，至少在理论上我是无辜的。但是当我到家之后，我把车子停在了房子外面，自己坐在车里。夜色中雨一直在下，过了很久我才拖着疲倦的身体进屋上床睡觉。

# Do No Harm

## 孰能无过

    除了神经外科医生以外没有人清楚那种感觉：每天，有时甚至是连续几个月拖着沉重的身体来到病房看望被自己伤害的患者，去面对床边焦急而又愤怒的家属，而他们已经完全丧失了对自己的信任。

## 在开颅手术中与麻醉师聊天

这是一个简单的手术列表：一例脑瘤开颅术，随后有几例常见的脊柱手术。第一个患者是个小伙子，他的大脑右侧有一颗无法完全切除的神经胶质瘤。

5 年前我就给他做了第一次手术，当时他的状况非常好，但是后来的脑扫描显示肿瘤又开始复发，需要再次手术，这会让他多活几年。他还没有结婚，自己经营着一家 IT（Information Technology，信息技术）公司。无论何时在门诊见面，我们的关系都很融洽，当他得知自己需要再次手术治疗时，显得出奇的镇静。

"我们希望再次手术会为你争取几年的时间，"我告诉他，"但是我不能保证……可能时间会少一些，而且手术并非任何风险都不存在。"

"这种事你当然不能保证了，马什先生。"他回答。

我为他实施了局部麻醉手术，这样通过简单的问答就可以直接判断我是否使他的身体左侧麻痹。当我告诉患者要做局部麻醉手术时，他们的表情通常都很吃惊。痛觉是由大脑产生的，但大脑本身并不能感知疼痛。如果我的患者能够感觉到我正在触碰他们，那么一定需要另外某一处的大脑来记录这种感觉。由于大脑唯一能感知疼痛的部位是大脑外部的皮肤、肌肉和组织，所以神经外科手术采用让患者保持完全清醒的局部麻醉完全可行。

另外，在大脑中不能用虚线连接标示表明"切这里"或者"不要切那里"，脑肿瘤或多或少长得跟脑组织一样，切除肿瘤的过程中极易损伤到正常的脑组织。

就像这个患者，肿瘤靠近右侧大脑半球的运动中枢，这个部位控制着左侧肢体的运动功能，唯一能让我准确知道手术时是否损伤运动中枢的方法就是让他保持清醒的状态。局部麻醉情况下实施神经外科手术比想象中容易得多，但患者要了解手术的全过程并充分相信整个医疗团队，尤其是在手术时要完全相信麻醉师。

这个患者就处理得相当好，在我做手术时，他会开心地和麻醉师朱迪斯聊天。他们从第一次手术就彼此熟悉，我就像听着两个老朋友在谈论他们的假期计划、家人近况和最新的菜谱，可见他很喜欢下厨。我用吸引器和电凝给患者的大脑做手术时，每隔几分钟朱迪斯就会让他动一下左臂和左腿以确保他仍然能够支配这些肢体。

这确实是一例简单的手术。指导注册医生做了两例脊椎手术后，我便前往 ITU 病房，看到那个小伙子一切正常，正和照顾他的护士聊天。我离开医院来到了伦敦市中心参加一个会议。

## 一个电话引发的诉讼

我把折叠自行车带上地铁,来到了滑铁卢站。这是一个异常阴冷的雨天,整座城市看起来都显得荒凉阴暗。我骑车来到会议举办地舰队街的法律商会。会议的议题是关于我 3 年前做过的一例手术。那个患者后来患了致命性链球菌感染,即硬膜下积脓,起初我并未注意,因为之前从没见过这种程度的术后感染,也不清楚其他神经外科医生是否遇到过。

手术进行得非常顺利,我几乎不相信会出现什么问题,因此并未理会早期的感染症状。现在回想起来,这些症状非常明显。患者虽然活了下来,但是由于我对感染的误诊,她已经完全瘫痪,而且后半生只能那样生活。这次会议已经折磨我好几个星期了。

我在辉煌壮观的大理石大堂向接待员自我介绍,然后被引进一间等候室。不久,一个与我熟识的神经外科医生也来了,正是他向我建议就这个官司向辩护联盟求助。

我告诉他,我在手术中怎样出现了这个灾难性的失误。

那是一个周日的早晨,患者的丈夫给我打电话,那时我正在医院处理一个急诊。我没听清他说的话,因此错误地把感染误诊为无害的发炎。我不应该通过电话来分析病情,但当时太忙,我的精神不够集中。在二十几年的职业生涯中,我从来没有见过这样严重的并发症。

"感谢上帝,我在那种情况下也会犯错。"我的同事说,他想尽力让我感到轻松一些。不久,辩护联盟的两个初级律师也来到了这里，他们都彬彬有礼，但表情凝重。他们看上去紧张憔悴，这也许是由于我自己的内疚而想象出来的。总之，我感觉在参加自己的葬礼。

我们被带到了地下室的一个房间里，一位彬彬有礼的王室法律顾问正在等着我们，他比我年轻许多。墙上一台大的显示屏用精美的大写罗马字母称颂这家事务所秉承的美德。我已经记不清它的那些什么美德，因为心情太烦闷根本无法留意那么多细节。

咖啡端上来后，一个律师打开了一个又一个箱子，拿出许多文件放在桌上。

"一个电话就带来这么多麻烦。"我一边看着她一边难过地说。她现在对我露出了笑容。

"我要开始了。"王室法律顾问轻声说道，"先解释一下我们从什么地方开始，我认为做这个辩护很难……"

"我也是这么想的。"我插了一句。

会议只持续了两个小时。很明显这个案子是无法胜诉的，我很清楚这一点。

会议结束时，出庭律师让我的同事先回避一下。

"马什先生，你先留一下。"他说。

记得 50 年前，我必须忐忑不安地等在学校校长办公室门外，担心由于调皮捣蛋被那个和蔼的老头责罚。我知道这位律师一定会体现职业素养和实事求是的态度，但是我的心里还是充满了恐惧和羞愧。

我的同事离开后，他转向我："我认为这个案子没有胜诉的可能。"他的脸上带着歉意的笑容。

"我知道,"我说,"从一开始我就觉得误诊是不能辩护的。"

"恐怕这会拖上一段时间。"其中一名初级律师补了一句,说话的语气就跟我向患者通报坏消息时一模一样。

"哦,没关系,"我尽量表现出勇气十足和泰然自若,说,"我也想开了,这毕竟是神经外科手术。我让那名可怜的妇女变成了残疾,可能要赔付几百万英镑。"

"这也就是我们到这来的原因。"她说。他们 3 人看着我,一脸和善,还带着好奇的神情,也许他们以为我会大哭一场。我自己倒成了被人怜悯的对象,真是奇怪。

"好的,我要请你们商讨一下这笔巨大的经济赔偿。"我一边说,一边拿起背包和折叠自行车。

"我送你到门口。"出庭律师说,他坚持向我展现出职业礼仪,陪我一直走到房间外走廊的电梯口。我认为自己不配得到这种礼遇。

我们握手道别,他回去和那两位初级律师商量具体数额,用律师的话说,就是"协议清算费用"。

我发现我的同事正在大厅里等我。

"这种职业的羞辱感最令人伤感,"我推着自行车和他沿着舰队街一边走,一边对他说,"这是彻头彻尾的虚荣。作为一个神经外科医生,你不可避免地会伤害他人的生命,不可能不犯任何错误,但是仍然会对患者造成的伤害以及付出的代价感到难过。"

天气预报报道上午空气干燥,但显然此时我们的衣着都太不适合今天的天气。身上的细条纹西装在穿过滑铁卢桥时已经湿透汗水像雨水从脸上流下，脸颊就像冰一般冷。

"我知道必须要接受这些事实，"我有气无力地说道，"但是除了神经外科医生以外没有人清楚那种感觉：每天，有时甚至是连续几个月拖着沉重的身体来到病房看望被自己伤害的患者，去面对床边焦急而又愤怒的家属，而他们已经完全丧失了对自己的信任。"

"有些神经外科医生甚至都不敢去巡查病房。"

"我已经告诉他们去起诉我，因为我出现了致命的失误。这不是患者原本就存在的缺陷，对吧？因此，我和他们成了好朋友，这看似很疯狂。至少我认为是这样，但是我不能指望他们对我有多高的评价，对吧？"

"在神经外科，你不可能很长时间都对自己的表现感到满意，"我的同事说，"总会有另外一个灾难在前面等着你。"

我们走进了滑铁卢地铁站，人们都聚在这里准备乘车向南去过周末，我们握手道别后也各奔东西。

我也不敢问那件案子到底需要几百万英镑才能解决。两年后我得知，最终的赔偿费用是 600 万。

那天晚上回到医院，我去 ITU 病房查看那个肿瘤复发的年轻小伙，他早晨接受了手术，但感觉好像是上辈子的事。手术进展得非常顺利，但是我们都知道这种病无法完全根治，肿瘤迟早会再次复发。他坐在病床上，头上一侧斜缠着绷带。

"他没事。"照顾他的护士正在写护理记录，她从床头的小台子上抬起头来说道。

"又一次了，马什先生，"我的患者说道，他热切地看着我，"我的生命全掌握在你的手中。我真不知道该怎么感谢你。"他还想再说下去，但是我把手指放在唇边。

　　"嘘——"我转身离开 ITU 病房说道，"我明天早晨再来看你。"

# Do No Harm

## 第 18 章

## 母亲最后的时光

在母亲去世的前几天，几乎源于巧合，所有人，包括孩子、孙子、重孙和两个老朋友都聚集在家中，我们在她临死前上演了一场即席的守灵仪式，这令她非常欣慰。

"被这么多的爱包围，这种感觉真是妙不可言，我真是个幸福的人。"

## 大限之前

星期六我去医院看望住院的母亲，她住在十楼的肿瘤科病房，病房旁边有一个高大的全景飘窗，从这里可以俯瞰不远处的议会大厦和威斯敏斯特桥。这个春日的天气格外晴朗，下面的泰晤士河像抛光的白钢，反射的阳光直刺人眼。远处的城区在清新的空气中令人感到压抑，连绵不断的高楼大厦，其规模显得毫无人性，这样的风景对于一个即将死亡的人来说是不合时宜的。

妈妈说工作人员态度都很友好，但是跟多年前她在同一家医院治病时相比，现在他们的工作过于劳累，杂乱无序。她比划着说自己的病床已经有两天无人整理了。她是个不爱抱怨的人。为了等着做超声扫描，她已经连续两天不吃不喝。

事实上这次扫描完全是多余的，因为她已经出现了黄疸，显然20年前的乳腺癌已经转移到了肝脏。她说，坐在便桶上观看下面河对岸这个国家的领导人也是很滑稽的事情。她在纳粹德国长大，1939年逃了出来，虽然是个奉公守法的公民，但她一直对领导权威持怀疑态度。

按她自己的说法，她已经一天不如一天：面部的骨骼越来越突出，当她脱光衣服露出下面的骨骼时，我似乎能在她身上看到自己将来的模样。人们都说在她的 4 个孩子中，我和她长得最像。我只希望她能平安地度过剩下的几个月。我们商量了一下如何帮助她度过余下的时光，但一直没有结果。她是我见过最勇敢、最乐观的人，但我们都不愿提及死亡这个字眼。

我周末值班，一个没有多少经验的新任注册医生不断打电话询问许多棘手问题，但都不是临床难题，而是长期缺乏临床经验造成的。

接下来的周一，许多患者都抱怨我催促他们办理出院手续，其中有位患者是个絮絮叨叨的老头，他做了一例简单的脊柱手术，体内留置了一个尿管，总之他不愿回家。我告诉他，医院已经没有足够的病床收治第二天做手术的人，如果他那天回家，就能照顾一下其他的患者。然而，3 天后他仍然占据着病房，虽然我认为自己已经非常客气，但病房护士长还是批评我与他谈话的方式不对。

由于他拒绝出院，一位患上严重三叉神经痛的妇女无法进行手术，我必须把它取消。然而，病房护士长告诉我，我要向那个老头道歉，据说我违背了他的本意，请他提前出院。尽管恨得咬牙切齿，我仍然向他道了歉。这次他欣然接受了。

"是的，我懂，医生，"他说，"我过去是制作厨房配件的，有时也不能按时完成每一项工作，我也不想让别人失望。"

我离开他的病房时，嘴里嘟哝着神经外科手术和安装橱柜根本是两回事。这是一间带有阳台的病房,可以俯瞰医院的花园和树木,极目远眺还可以看见天边的埃普索姆赛马场。我当时还在老院区上班,3 年后老院区就关闭了。他要是住在一间典型的 NHS 小病房里,没有单独的房间、没有房间外花园的风景、没有几年前我栽下的黄水仙,也许他早就想出院了。

## 善终:毫无痛苦地活到终点

两天后我在格拉斯哥参加医学会议,那时我的母亲最终被确诊为癌症晚期,已经到了不能治的地步,只能回家等死。她年事已高,癌症已经到了晚期,根本不可能进行化疗,而且她本人也不想接受化疗,这一点我父亲很难接受。我从格拉斯哥回来后去了父母家,看到他们都坐在厨房里。从我上次见到母亲到现在,她由于肝功能衰竭,黄疸更加严重,面色也更加憔悴和虚弱,但还能看出本人的模样。

“我不想离开你们,”她伤心地说,“但我认为死亡并不是一切的终结,你知道。”当时我 86 岁的父亲已经患了老年痴呆症,8 年后死于此病。他看上去表情失落呆滞,好像真的看不懂眼前发生的一切:他五十多岁的儿子在母亲面前哭泣——他的妻子马上就要去世了。

接下来的几天,母亲的病情急剧恶化,不到两周就死了。正如讣告中所说的那样,“经过短暂的病痛”,但这段时间在我的印象里很漫长。直到生命的最后一刻,母亲的头脑都十分清醒,仍然保持着她的本色，说话还是有些冷嘲热讽，保留着适度的幽默感。

每天在家中醒来后，她很快就会被安顿到楼下音乐室的一张床上，待上一整天，晚上我会抱着她爬楼梯回到楼上，现在她的体重很轻。然而，即便这样的生活，她也很快无法忍受。因此，她跟我以及一个当护士的妹妹商量了以后，便停留在和父亲过去40年中共享的卧室，她认定这就是生命结束的地方。

这是一个比例匀称的漂亮房间：乔治王朝风格的装饰，房间镶有护墙板，墙面粉刷了素雅的浅绿色，一个开放式的壁炉在房间一侧，壁炉架上摆放着母亲收集的精巧陶塑禽鸟和鸟蛋。高大的窗户上镶着长方形的大玻璃，外面可见克拉芬公园的树木，这些树木在每年这个时候都是最美丽的。母亲以前每周日都要去克拉芬教堂做礼拜，她的葬礼也是在那里举行的。

每天早晚，我和妹妹都会来照顾她。起初我会扶她去浴室，我的妹妹给她洗澡，但是很快这样短的距离她也无法支撑，所以我会把她抱到便桶上，这是从当地的临终关怀医院借来的。妹妹的看护手法非常棒，在进行简单的必要护理中，一切的商议和解释她都带着和蔼温柔的态度。毕竟，我们见过许多人的临终时刻，多年前我也做过老年病的护士。我想，这种工作对我们俩来说轻松自然，不过我们心情很是复杂。我们的心里并无焦虑，因为3个人都知道她即将死亡。我认为我们体会到的就是强烈的爱意，不存在其他的情绪，不存在任何虚荣或个人利益。

"被这么多的爱包围，这种感觉真是妙不可言，"母亲在去世的前两天说，"我真是个幸福的人。"

当然，她这样说是有道理的。我想，当人们的大限来临，很少会有人欣羡这种"完美"的结局——如果可以这样遣词造句的话。短短几日之内，母亲在家中谢世，活到了这种年龄，被自己的孩子照顾，家人相伴左右，没有任何痛苦。在母亲去世的前几天，几乎源于巧合，所有人，包括孩子、孙子、重孙和两个老朋友都聚集在家中，我们在她临死前上演了一场即席的守灵仪式，这令她非常欣慰。

当时她躺在楼上，奄奄一息，虽然还未离去，但我们都围坐在餐桌旁，为缅怀她而干杯，吃着我的未婚妻凯特准备的晚餐。让母亲高兴的是，走出第一次婚姻破裂阴影的我认识了凯特，虽然只有几个月的时间。凯特有些吃惊地发现她一个人要给17个人准备晚餐，而那天早些时候我还在犹犹豫豫地问她是否愿意做5个人的晚餐。

我认为，每一天都可能是母亲的最后一天，但每天早晨我去看她时，她都会对我说："我还活着。"

有一次，临睡前致晚安吻别时，我告诉母亲我会在早晨来见她，她笑着问道："见活的还是死的？"

家中正在上演一幕古老的剧目，我认为这在当今世界已经非常少见。通常临终之人会在毫无人情味的医院或者临终关怀医院离世，由专业的护理人员照顾，他们的关爱与表情就像我在工作中一样，如同宾馆接待员脸上的微笑，一转身马上就会消失。

离世是件艰难的事，无论我们作何感想。我们的躯体总是命令我们死死抓住生命不放。我们绝非仅对泣不成声的家人说一些意义非凡的临终遗言，接着咽下最后一口气。如果我们并非立即死去，如窒息、咳嗽或者昏迷，便一定会经历逐渐消耗生命的过程，肌体皱缩、瘦骨嶙峋，如果肝脏衰竭，皮肤和双目会变得蜡黄，声音则日渐孱弱，到最后时刻甚至没有力量睁开双眼。最后我们一动不动地躺在临终病床上，唯一的运动就是喘息。

我们逐渐变成其他人认不出来的模样，至少失去了体现面部特征的全部细节——面部曲线消失，没有任何个性特征的皮下头骨轮廓会显现出来，这时我们看起来就像许多老人一样。做初级医生时，每天凌晨我都会被召唤起来，走在狭长、空荡的医院走廊里，来到病床边确认患者是否死亡，他们都穿着病号服，面部扭曲憔悴、干燥脱水。即将死亡时，我们的脸变得与其他人一般无二，参加过基督教教堂葬礼的人都知道。

母亲去世时，我们已经认不出她。那天早晨，我在上班前，见了她最后一面。前一天整个晚上，我都是在父母家里度过的，就睡在父亲书房的地板上，紧挨着父母的卧室。隔着卧室和书房一直敞开的房门，我可以听到她那刺耳的呼吸声。清晨 4 点钟时，我去看她，并问她是否要喝点水或者注射吗啡，她摇了摇头，从外表看，如果不是由于她那偶尔费力的呼吸声，大家肯定会以为她已去世。

我离开前握着她的手，面对着她那死人一样的脸说道："你还活着。"她慢慢地点了点头，但动作几乎无法察觉。我去上班时，已经记不起她最后的样子，但这并不重要。我已经跟她道别许多次了。

中午刚过，我正在参加无聊的医学会议，妹妹给我打来电话说，几分钟前母亲过世了。她告诉我，母亲的呼吸变得越来越弱，围在床边的家人直到最后才有些惊奇地发现她已经死亡。

我认为没有必要向她的遗体做最后的致敬。在我看来，她的身体已经成为毫无意义的躯壳。我说的是"身体"，但还是谈论一下她的大脑为好。每当我坐在她的床边时，便会想：上百万的神经细胞及其相互之间无穷的连接构成了大脑，进而构成了她自己；这些细胞正在拼命挣扎，一点点衰退消失。

那天早晨，我记得就在上班前，母亲的面部塌陷消瘦，既不能动也不能说话，甚至连眼睛也睁不开，当问她是否要喝水时，她摇了摇头。就在这具即将死去、已经被癌细胞侵蚀的残损肢体内，"她"还活着，即使现在不能喝水，但是显然，她再也不希望延长这种弥留状态。

现在，母亲所有的脑细胞都已经死亡，在某种情况下，她正是依赖这些数以百万计的神经元之间发生的复杂电化学反应而存在，但现在它们早已消失。在神经系统科学中，这被称为"绑定问题"，无人能够解释这种不同寻常的现象：为何偏偏是那些没有理智的物质引起了人们的意识和感觉？我的心中有一种强烈的感觉，似乎她就躺在那里，气若游丝，那种深处的"真实"人性仍然隐藏在死者的面具下。

什么是善终？没有痛苦即为善终，但是弥留也有许多种方式，痛苦只是其中之一。与大部分医生一样，我自认为见过许多不同方式的死亡，母亲的死法的确是幸运的。想到自己的死亡，我也会跟大多数人一样，尽量回避，但我希望瞬间结束一切，要么突发心脏病或者脑卒中，当然最好是死于睡梦之中。不过我知道自己可能并不会这样幸运，可能活着的时候必须要经历些什么，但是没有什么可以企盼的未来，只有一些能够回忆的过去。

　　母亲很幸运，她相信人有来生，但我却没有这种信仰。我所拥有的唯一慰藉就是，如若不能获得瞬间消亡，自己在回顾人生时会对生命做出最后的判断。我一定会像母亲那样活着，这样才会死而无憾。

# Do No Harm

## 第 19 章

### 天堂、地狱、永恒的梦境？

处于植物人状态的患者看上去似乎都醒着，因为他们睁着双眼，但对于外部世界没有任何意识或反应。他们会一直处于永恒的梦境中吗？他们是在天堂还是在地狱？或者只是处在一片朦胧地带，残存了他们自己都难以感知的意识片段？

## 处于争议漩涡中的死亡权

神经系统科学告诉我们，人类不太可能拥有灵魂，因为我们的所思所想不外乎是神经细胞间电化学反应的震颤。大脑死亡后，人类的意识、感情、思想、对他人的爱恋、希望和雄心、憎恨和恐惧也都随即消失。

许多人对这种观点深恶痛绝，因为它不仅剥夺了我们的来世人生，而且还把思想贬低为电化学反应，把人类看作自动装置和机器设备。其实他们大错特错，实际的情况只是将物质升级到人类无法理解的无限神秘层面。我们大脑中有 1 000 亿个神经细胞，每个细胞里都有一点意识的碎片吗？要保持意识清醒或者感知疼痛需要多少神经细胞？意识和思维是将这 1 000 亿个细胞聚在一起的电化学刺激造成的吗？蜗牛有意识吗？当人把它踩碎时，它会感到疼痛吗？没有人知道答案。

一位知名且性情古怪的神经内科医生在过去几年中给我带来了许多患者，有一次他请我检查一年前我曾实施手术的植物人患者。这位患者出现了危及生命的大出血，我为她做了动静脉畸形切除的手术。这是一例紧急手术，过程非常复杂，虽然保住了她的生命，但无法消除大出血对大脑造成的损伤。

手术前她就处于昏迷状态，术后几个星期仍未苏醒。几星期后她又转回了当地医院，在那里接受神经内科医生的治疗。之后这位神经内科医生让我到一家长期疗养院去看望这位患者，她将在此度过余生。在被转到疗养院之前，我为她进行了脑积水分流术，她的脑积水正是最初的脑出血后遗症。

分流手术相对来说是小手术，通常都会让下属去做，但我记得非常清楚，因为手术是在当地医院做的，而不是在我工作的神经外科中心做的。除了在国外，我很少离开自己的手术室做手术。我带着一托盘的工具和一个注册医生去了她所在的当地医院。

刚到那里的时候我自视甚高，认为一个高级神经外科医生的到访一定是影响极深的大事，会引起人们的兴趣，因为那里甚少进行手术，但事实上除了心情急迫的家属，医院里其他人似乎根本没有注意到我。

当地的神经内科医生在我到达的时候碰巧外出，他出发之前已经告知家属手术有可能解除她的植物人状态。我并未如此乐观，也如实对家属这样说，但尝试一下几乎没有任何损失，因此与他们商议一番后我直接来到了手术室。他们告诉我，员工都已经准备就绪，只等着我来实施手术。

护士和麻醉师跟我打招呼时态度非常冷淡，这令我感到十分不快。我等了将近两个小时，患者才被抬到手术室。她到达手术室后，全体员工的动作非常迟缓，死气沉沉，这与我所在的手术室那种轻快友好、激情洋溢的氛围形成了十分鲜明的对比。我无从知晓他们是否认为给植物人手术是在浪费时间，抑或他们本来就是这种工作状态。做完手术，我跟患者家属做了通报，便开车回到了伦敦。

第二次手术后又过了几个月，很显然分流术对于患者的病情没有什么影响。她的神经内科医生希望我能检查一下，以确定分流术是否发挥了一定作用，是否存在堵塞的地方。在我看来，用救护车再把她弄到我们的医院似乎有些残忍，而且也没有必要。我有些不太情愿，因为我知道自己帮不上什么忙，但答应到现在收养患者的疗养院去看望她。

处于植物人状态（简称 PVS）的患者看上去似乎都醒着，因为他们睁着双眼，但对于外部世界没有任何意识或反应。有人认为，这些患者有意识，但他们的意识并无实质内容。他们已经成为空洞的"躯壳"，里面已经没有"真正的人"驻留。

然而最近研究大脑功能的脑扫描表明，情况并非一直如此。有些患者尽管无法说话，对外界刺激没有反应，但他们的大脑内部似乎有些活动，对于外部世界似乎有些残存的意识，但根本不清楚这到底意味着什么。他们会一直处于永恒的梦境中吗？他们是在天堂还是在地狱？或者只是处在一片朦胧地带，残存了他们自己都难以感知的意识片段？

最近几年，有几桩令人瞩目的庭审案件探讨了维持生命的治疗措施是否需要取消，让患者自生自灭，毕竟他们已经滴水不进。有几桩案子的法官断定终止治疗使植物人死亡是合理的。

然而这一过程并不会立即完成，既庄严又荒唐的律师坚持称饥饿脱水会使患者缓慢致死，这需要几天的时间。

## 撕裂的脊椎动脉

8点钟，我结束了门诊出诊，在初秋晚间开车离开伦敦。当我到达神经内科医生的家里时已经很晚了，他开着自己的车载着我来到了几英里外的疗养院。这是一个怡人的郊外院落，周围都是高大的古树。夜深之时，我们停好车，穿过废弃、铺满干燥落叶的网球场，透过漆黑的树枝，看到了疗养院里温馨柔和的灯光。

这家疗养院是由天主教的修女开办的，专门接纳那些大脑受到致命性损伤的患者。这里一切都干净整洁，员工非常友善和蔼，这与一年前我进行分流手术的那家医院简直是天壤之别。笃信天主教的员工并不接受神经系统科学的严肃说教，因为这种科学认定人类一切的活动都取决于健全的物理性大脑。长久以来，那些员工一直信仰非物质的人类灵魂，这意味着她们可以为这些植物人及其家人创建一座充满善良和关爱的疗养院。

一个修女带我走过华丽的楼梯去见患者。我想知道最初住在这里的主人是谁，也许是爱德华时代的资本家或者小贵族，这种人家中都豢养着一群仆人。我想知道如果他们得知这所豪宅现在转变为疗养院，会作何感想。二楼有一条宽大、铺着地毯的走廊，我们沿着走廊前行，两边的房间里住着许多患者。

所有的房门都开着，我们可以看见患者一动不动地躺在床上。

每一扇门边都有一块涂釉的饰板，上面写有患者的名字，因为要在那里生活多年直到死亡，他们都有正当的饰板而不是一些普通医院常见的纸质标签。令我感到惊愕的是，至少有 5 个人是我之前的患者。

以前有一位培训我的高级神经外科医生，他是我非常敬畏的人，给我讲述了他当年跟着一个著名且有爵位头衔的神经外科医生学习的惊悚故事。

"他以前用骨膜剥离器切除患者的听神经瘤，这种工具通常是用来开颅的，"他告诉我，"大多数医生要花费几个小时手术，而他只要 30 ~ 40 分钟就能搞定，这不可避免地会发生问题。我记得一个女人脑部长了一颗很大的听神经瘤，他用剥离器时钩到了脊椎动脉，出现了大出血。很明显，那个女人的一生都被毁了。手术是我进行的收尾工作，就那样。"

我每天早晨 7 点钟会准时打电话向他通报所有患者的情况，我浏览了一下所有住院患者的名单，最后提到了患有听神经瘤的那个女人。她叫 B 太太，我现在还记得这个名字。B 太太病情正在日益恶化，我说了一些这样的话。'B 太太？'他问道，'她是谁呀？'他已经完全把她忘了。我也希望自己能有那种记忆力，"这位培训我的医生很是羡慕，"了不起的神经外科医生，"他继续说道，"往往记忆力都很差。"

我希望自己也是一名优秀的神经外科医生，但肯定还不是一名伟大的神经外科医生。我记住的或者说喜欢回想的不是成功的手术，而是失败的案例，但已经忘记的这几名患者现在就在疗养院里。对于有些人的病情我已经无能为力，但是至少有一名男子的人生，按照下属年幼无知又不懂圆通的说法，正是我一手毁掉的。

许多年前，年轻气盛的我很不明智地给他那巨大的肿瘤做了手术。手术持续了 18 个小时，凌晨两点时由于疏忽，我撕破了给脑干供血的基底动脉，从此他再也没有苏醒过来。此时，我看到他蜷缩着身子躺在床上，如果不是门口涂釉饰板上有他的名字，我绝对不会认出他。

## 读心，与植物人交流

我要见的那个患者躺在床上不能说话，一动不动、四肢僵硬、面无表情，睁着双眼。她以前是当地一家报社的记者，充满生机和活力，但意外的大出血使她变成了这副模样，我的手术也于事无补。房间的墙面上贴着她出事前的照片，照片中她的脸上洋溢着阳光般灿烂的笑容。她偶尔也会发出呜呜的哭声。通过用针刺穿头皮的方法，我只用几分钟就能检测分流，最后确定分流仍然正常。这次我真的无能为力。

看起来她还可以移动一根手指，显然她可以通过莫尔斯密码蜂鸣器来进行交流。一个护士坐在她的身边，全神贯注、微皱着眉头，耐心地听着"哔哔"声，为我们翻译。护士解释道，患者向我打听分流的情况，然后她对我表示感谢，并祝我晚安。

她的妈妈也在场，和我一起走出了房间，在外面宽敞的走廊里不顾一切地跟我搭讪。我们聊了一会儿，提到了她女儿寄给我的一些信，这是一个护士通过莫尔斯密码的"哗哗"声翻译过来的。她对于女儿是否真的说了护士翻译出来的那些话表示怀疑。

当然，没有什么办法能证明她的想法。这个患者的妈妈生活在噩梦中，错综复杂的未知因素和毫无希望的爱心交织在一起，她的女儿与她既同处一世又分隔两界。在她女儿僵硬且毫无表情的面孔背后，她真的醒着吗？她是否意识到了瘫痪的身体之外发生的一切？那些护士是否有意无意地虚构了她的信件？她们的信仰是否蒙蔽了她们自己？我们能知道吗？

# Do No Harm

## 从屠夫到医生

  如果获得了大量的实践，无论多么复杂的手术你都能做得很好，那意味着之前你要犯许多错误，身后留下一连串伤残的患者。如果你能够一直坚持下去，其他人会认为，如果你没有精神病，至少也是个厚脸皮的人。

## "你能胜任吗？"

早晨，我到温布尔登的"玛莎百货"给手术室的员工买了些水果和巧克力。我浏览了一下自己收藏的光碟，挑选出一些足够持续至少整个白天和大半个夜晚的音乐，因为这次手术会持续很久。我成为一名顾问医生刚刚 4 年，但是已经有许多患者前来求诊，比我认识的其他任何神经外科医生的患者都要多。

现在即将接受手术的患者是一名六十多岁的教师，个头很高，戴着眼镜，走路时拄着一根拐棍，还有点驼背。他见过当地的神经内科医生，做了脑扫描，最后转到了我这里。我那时还在老院区工作，在办公室见到了他，一排排窗子外面举目可见一片低矮的白桦林，当地的一种狐狸经过时还会警觉地看着我。我请患者坐在桌边的椅子上，他的妻子和儿子就陪在身边。我拿出了他随身带来的脑扫描胶片，放在墙上的看片箱上。那时电脑还没有普及。

我已经知道了扫描图上会有什么，但还是被患者颅底长着的肿瘤所震惊——它的体积令人惊讶。患者全部脑干和颅神经、听神经、运动神经、面部感觉、吞咽和说话的神经都紧紧绷在隆起的险恶肿瘤上。这是一颗奇大无比的岩骨斜坡脑膜瘤，我以前只在教科书中看到过这么大的肿瘤。后来我在乌克兰见过许多相似的病例，长了这种可怕肿瘤的患者来自乌克兰全国各地，他们都到我这里来治疗。我不知应该感到兴奋还是惊恐。

我回到办公桌前，坐在他的身边。

"别人是怎么跟你讲的？"我问道。

"神经内科医生说是良性的，"他回答道，"是否能够切除要听听你的意见。"

"嗯，确实是良性的，但这颗肿瘤也很大。"我说，"它们的生长速度缓慢，所以我想它已经长在那里许多年了，是什么情况促使你做了脑扫描呢？"

他告诉我，他先注意到自己最近几年行走开始变得不稳，而且左耳听力也变得越来越差。

"如果肿瘤留在那里会出现什么情况？"他的儿子问道。

我回答得很谨慎，告诉他们肿瘤会继续生长，他的病情会逐渐加重。

"我已经决定提前办理病退了。"他告诉我。

我向他们解释，手术也并非毫无风险。

"什么风险？"他的儿子继续问。

我告诉他们风险很大，与肿瘤相关联的脑组织非常多，手术的风险有失聪、面瘫、死亡或者脑卒中。我又描述了一下手术所涉及的方方面面。

他们3个人坐在那里好久没有说话。

"我已经联系了美国的 B 教授，"他的儿子说，"他说需要手术。他会亲自实施这例手术。"

我一时不知如何回应。那时我刚刚开始独立顾问医生的职业生涯，知道其他医生比我有经验。那些年，我对于国际神经外科的权威心存敬畏，并时常能够在国际会议上听他们做主题报告，他们会展示像眼前这位患者一样的病例，而对他们取得的不朽成就，我难以能望其项背。

"但是那得花费十多万美元，"患者的妻子补充道，"我们承受不起。"

儿子的表情有点尴尬。

"有人告诉我们 M 教授是国内最好的神经外科医生，"他说，"我们还会到他那里去听听他的意见。"

我感到无地自容，但是深知无论谁来实施手术都将困难重重。

"这个想法不错，"我说，"我对他的意见也很感兴趣。"他们离开后我继续在门诊坐诊。

## 持续了 18 个小时的手术

"我已经帮你接通 M 教授的电话了。"两个星期后的一天，盖尔朝着我的办公室说。

我拿起话机听到教授低沉又充满自信的声音。当我还是实习生时，跟他有过一段短暂的交往，他无疑是所有实习生都极力效仿的超一流神经外科医生。自我怀疑似乎从来都不是他的弱点。

我听说他马上就要退休了。

“啊，亨利！”他说，“这名患有岩骨斜坡脑瘤的男子，需要手术摘除肿瘤。他的吞咽已经出现困难，患上吸入性肺炎只是时间问题，那时他的生命就终结了。这是年轻人的手术，我告诉他们你可以做这例手术。”

“非常感谢你，教授。”我回答道，心里有些吃惊但更多的是高兴，领到这个任务就像得到了教皇的特许证一样。

因此，我为这例手术做了一下安排，并认为手术时间会持续很久。这已经是许多年前的事了，那时医院与现在相比有诸多不同之处，我需要做的就是告诉手术室员工和麻醉师晚上需要加班，不必向什么经理申请获得批准。手术完全是在欢快的气氛中进行的。这是一例需要男医生操作的神经外科手术，真是天赐良机，辅助我的美国注册医生就是这样说的。

我们一边打开患者的头颅，一边谈论美国神经外科界的那些权威人物。

“B 教授真是一位了不起的神经外科医生，超一流的专家，”我的注册医生说道，“但你知道他从事现在这个工作之前，住院实习医生怎么称呼他吗？大家都叫他‘屠夫’，因为他在熟练、完善技术的同时也令许多患者致残，这些手术也确实很棘手。他惹上了许多难缠的官司，但他似乎并不在意。”

神经外科手术存在一个令人痛心的真相，那就是如果获得了大量的实践，无论多么复杂的手术你都能做得很好，那意味着之前你要犯许多错误，身后留下一连串伤残的患者。如果你能够一直坚持下去，其他人会认为，如果你没有精神病，至少也是个厚脸皮的人；如果你是一名谨慎的医生，你很可能就会放弃，顺其自然，只做一些简单的手术。为我儿子做手术的老上司就非常谨慎，他说过："如果患者可能受到伤害，我宁可交给上帝去处理，而不是我自己来动手。"

"在美国，"我的注册医生继续说，"我们更加热衷手术，但是我们有商业医疗保健制度，没有人敢承认自己犯了错。"

手术的前几个小时进展得非常顺利，我们慢慢地把肿瘤一点点切除。到了半夜，手术已经进行了 15 个小时，看起来大部分肿瘤都已经被切除，患者的脑神经也没有受到损害。我开始感觉自己已跻身神经外科专家的行列。我每隔一两个小时就会停下来，来到员工办公室的护士那里，从我带来的盒子里拿些东西吃，再抽上一根烟。几年以后我戒了烟。

一切都轻松愉快，手术的时候音乐一直在播放，那天早晨我带来了各种类型的音乐，有巴赫的、阿巴合唱团的，还有非洲音乐。在老院区做手术时，我总是听音乐，虽然同事发现我选择的音乐有些奇怪，但他们看起来还比较喜欢，尤其是被我们称作"结束曲"的音乐。我们在缝合患者头部的时候经常会播放查克·贝里、B.B. 金和其他节奏明快的摇滚或布鲁斯音乐。

我当时真的应该停下来，把最后一块肿瘤留在那里，但是当时我只想对其他人说，我把肿瘤全部切除了。国际上的大家在做主题报告时拿出的术后扫描图从来都不存在残留的肿瘤，因此我认为这样做完全正确，不过会冒些风险。

在开始切除最后一块肿瘤时，我撕破了大头针粗细的基底动脉上的穿支，鲜红的动脉血开始向上喷出细流。我马上意识到了这是一次重大失误。失血无关紧要，止血也很容易，但对患者脑干的损伤却是致命的。基底动脉保持着脑干的活力，而脑干可以使大脑其他部分保持清醒。结果那个患者再也没有醒来，7 年后的现在，我看到他的身体蜷缩成一个球状躺在疗养院的床上。

　　手术后几星期他都躺在 ITU 病房昏迷不醒，我不想描述自己见到这一切时内心的痛苦。坦白地讲，现在我也记不清整件事的细节，回忆已经被后来发生的其他悲剧所覆盖，但我确实记得和他的家人进行了一番痛苦的交谈，我们都抱着一线希望，那就是有朝一日他会再次醒来。

　　这是所有神经外科医生拥有的独一无二的经历，也是他们十分熟悉的经历。对于其他的外科医生来说，患者要么死亡，要么康复，总之不会在病房里停留数月。这种情况不像私下里神经外科医生讨论的那样，当你听到某个病例时，要么长叹一声，要么点头赞许，但是至少知道有人和你感同身受。很少有人能够不屑一顾，即使有也毕竟是少数群体。也许就是这些人将会成为伟大的神经外科医生。

　　这名可怜的男子最后被送回了当地的医院，虽然昏迷不醒，但不再需要呼吸机，不知什么时候他又被送到了疗养院，那里成为他最后的家园。就是这个男人，我去看望那名患了无动性缄默症的女孩时又一次见到了他，几乎没有认出他。

　　接下来的几年中，当我再看到类似的病例时，尽管只有那么几次，便会认定这些肿瘤无法进行手术治疗，只能让这些不幸的患者去别处求医或接受放疗，虽然放疗对于这种较大的肿瘤没有实际效果。在这几年中，我的第一段婚姻解体，老院区关闭。不知当时我是否已经有所觉察，那段时间我变得越发伤感，需要更加明智地反思。

不过，我又逐渐找回了勇气，谨记傲慢会酿成悲剧的经验教训，从而在这类肿瘤治疗方面获得了更加辉煌的成果。如果有必要的话，我会把手术分成若干阶段，历时数个星期，与同事轮流实施手术，做一个小时手术后休息一个小时，就像部队护送车队的司机一样。如果手术特别棘手的话，我不会力求将整颗肿瘤全部切除。我很少会使一例手术的时间超过七八个小时。

然而，问题在于这种肿瘤很罕见。在英国这种"业余至上"的文化氛围里，大部分神经外科医生都不愿把棘手的案例交给更加有经验的同事手中，没有任何同事获得的经验能超越美国同行。在美国，患者人数众多，脑部长这种肿瘤的人自然也很多。美国的患者也不像英国人那样态度恭敬,对医生信任感十足，他们更像顾客而非祈求者，所以他们一定会确保为自己治疗的都是经验丰富的医生。

25年后，我开始思考，我已经成为一名专家，但这是一个漫长曲折的过程，这期间也出现了许多问题，不过都不如第一次手术那样可怕。几年前，我为一名著名的摇滚女歌手做了类似切除肿瘤的手术，手术后前几周的危险期过后，她恢复得非常好。从那以后，她的哥哥从自己管理的慈善基金中拿出了一大笔钱资助我在乌克兰和其他地区的工作，我可以说，这些好处都源自于多年前那次不幸的手术。

此外，那天我还收获了另外两个教训。其中一个是对经验比我更丰富的神经外科医生不愿实施的手术不再接受；另外一个就是要以怀疑的态度对待某些会议上的主题报告。然后，在手术期间，我再也不听音乐了。

# Do No Harm

## 第 21 章

## 当医生成为患者

疾病只发会生在患者身上。这是我在医学院做学生时得到的重要经验。当医生自己生病时，往往会忽略最初的症状，更大的问题是，他们很难摆脱医生与患者之间的地位关系，说服自己成为单纯的患者。

## 闪光幻视

疾病只发会生在患者身上。这是我在医学院做学生时得到的重要经验。当突然面对一个充满疾病和死亡的恐怖世界时，你会发现有些可怕的疾病通常都起源于微小的症状，例如牙刷上的血液可能意味着白血病，脖子上的肿块可能是癌症，以前并未留意的痣可能是恶性黑色素瘤……大部分医学院的学生都会经历这样一段时间，他们假想自己患了各种各样的疾病，直到发现这是一种自我保护措施，疾病只会发生在患者身上，而不是医生身上。

我曾经就有 4 天的时间以为自己患了白血病。作为一名初级医生，要对患者做一些恐怖、令人不快的事情时，你必须要与患者保持必要的距离，这已经越发重要。起初只是简单的采血、静脉输液，如果接受外科培训，随着时间的推移，你便需要开始更激进的做法，比如切割砍削患者的肢体。如果你感受到了患者的恐惧和自身的痛苦，那么你就不可能从事这项工作。

另外，随着逐渐攀上职业的阶梯，随之而来的责任会带给你更多的焦虑，你会犯错，患者会痛苦，他进而成为恐惧与同情的

当医生成为患者 | 第21章

对象。如果不需要对发生在患者身上的失误负责，你就会更容易对他们产生同情。

因此，当医生自己生病时，往往会忽略最初的症状，更大的问题是，他们很难摆脱医生与患者之间的地位关系，说服自己成为单纯的患者。据说他们为自己的病情诊断时非常谨慎。那时，直到九月份暑假结束回到医院工作时，我才留意到自己眼中的闪光，在那之前我几乎没有任何感觉。我注意到，每当走在医院里如工厂般灯光明亮的走廊时，一种奇怪的亮光就会短暂地出现在左眼中，我很难控制它，两个星期后亮光自行消失。

几个星期后，我发现它似乎又变成了光弧，就在左眼的视线上方，不知什么原因，时有时无。我开始留意这种情况，但由于症状细微得难以觉察，就没有把它当回事，有时会想到有些患者最开始患上脑瘤时也是这种轻微、类似视力出现问题的症状。不过很快我就把这些症状视为对医院行政主管即将召开会议的焦虑，因为我很可能又因惹是生非而受到斥责。

一天晚上，我开着车，突然间左眼出现了一阵闪亮，快如流星。回到家中后我发现眼睛里好像充满了旋动的墨汁样乌云。这令人惊愕，但是几乎没有任何痛感。学医时，我就有些轻视眼科，一点也不清楚这是什么状况，但是上网花几分钟查过之后，我知道自己患了玻璃体脱离。玻璃体是充满晶状体后空腔中的透明冻状物，此时已经从眼球壁脱离。由于近视度数比较高，我知道玻璃体脱离的情况继续发展会出现视网膜脱落，这会导致左眼视力完全丧失。

249

从医的最大的好处就是你可以立刻从朋友那里得到医疗帮助，省去了在当地普外科事故急诊部排队的麻烦，而对于普通患者来说更糟糕的是，他们要在下班后去见全科医生。我给眼科的同事打了电话，他安排周日，也就是第二天一早与我见面。因此，第二天我开车来到了我们共同工作的医院，路上空荡荡的，左眼视线时断时续地被乌血浮云模糊着。他检查了我的左眼，告诉我视网膜已经开始脱离。那段时间我仍旧经营着一家规模较大的私人诊所，能够负担私人医疗保险，因此第二天我被安排去伦敦市中心一家私营医院与一位专家级的玻璃体视网膜外科医生见面。

现在我知道，视网膜脱落会在一瞬间发生，它会轻易地离开眼球，就像旧壁纸从潮湿的墙上剥落一样。那天晚上，我躺在黑暗的卧室里，妻子凯特和我一样紧张。我的眼睛一闭一睁，以便检查是否还能看得见，左眼是否会失明。凝视着窗外时，只见夜空中模模糊糊的血云在翩翩起舞，它扭来扭去、动作轻盈，像电脑的屏保。令人吃惊的是，最后我竟然睡着了，第二天早晨视力又恢复正常，可以继续上班。与玻璃体视网膜外科医生安排的预约在下午。

与其他人一样，神经外科医生也会生病，但很难判断他们是否能够继续实施手术，你不能仅仅因为有些不适就取消手术，也没有任何人希望一个病恹恹的医生来主刀。很久以前我就意识到，即使自己很疲倦，也可以把手术做得很好，因为一来到手术室，我就完全处于强烈的亢奋状态之中。研究发现，如果睡眠时间不足，在进行枯燥单调的工作时，人们很容易犯错。但是对于神经外科手术，不论多么简单，都绝对不会枯燥或单调。

那天我实施了一例手术，讽刺的是，在局部麻醉的情况下针对一名男子的大脑视觉中枢部位手术时，我竟全然忘却了自己的焦虑，直到开始复原他的头骨时才意识到自己很快也要成为一名患者。

突然感到一阵恐惧，我急忙离开了医院，叫了一辆微型出租车来到了伦敦中央的哈雷街诊所。

那位视网膜外科医生比我年轻一些，但是从他的举止神态中我看到了自己的影子：态度友好、工作认真，怀着所有医生都有的谨慎与同情，乐于提供帮助，但又担心患者会额外提出更加情绪化的要求。我知道他一定不愿意给一名神经外科医生会诊，同行请同行诊治既是一种赞美，也是一种诅咒。

所有医生在为同事看病时都会紧张。这并非理性的紧张情绪，即使情况不妙，同事也不会像其他患者那样去投诉，因为他们非常清楚医生也是会犯错的普通人，医生不可能完全控制事态的发展。给其他外科医生诊治的外科医生之所以紧张，是因为通常的超然原则已经塌陷，他们失去了保护膜，结果令他们倍感痛苦。他心知肚明，眼前的这个患者清楚他也可能会犯错。

他又给我检查了一下视网膜。由于光线特别强，我有些畏缩。

"视网膜下有些液体开始积聚，"他说，"我明天早晨为你做手术。"

20 分钟后，我诚惶诚恐地走出了大楼。我既没有坐地铁也没有叫出租车，而是一路步行了 6 英里回到家中，心里排演着所有可能发生的可怕情境。首先就是放弃事业，据我所知，已经有两位神经外科医生由于视网膜脱落而放弃了工作，之后就是完全失明，这很有可能发生，因为我被告知右眼也已经出现了初期脱落迹象。

我已经不记得从诊所里走出来时作何感想，但令人吃惊的是，回到家中之后我把这个问题想得非常透彻：我会欣然接受手术后出现的一切后果，但只期盼最好的结果出现。在诊所时我忘记了自己曾把手机关掉，回家后一脸羞愧地发现惊慌失措的凯特在等着我，因为无法联络，她担心最坏的事情发生了。

第二天早晨，在我即将接受手术的那家医院里，一位穿着利落的接待员正等着我。相关手续很快就办完了，我被带到了房间。担架工和服务员都穿着黑马甲，就像小听差一样。走廊里和房间里很安静，都铺着地毯，灯光也非常柔和。这和我工作的大型公立医院形成了鲜明的对比。医生又给我检查了左眼，他认为我需要一种名叫气泡玻璃体切割术的手术，几根大针头要刺入眼球，冻状玻璃体被吸出，用冷冻探针使视网膜紧贴归位，接下来几周眼球内将注满一氧化二氮气体使视网膜处于正常位置。

"你可以选择局部麻醉或全身麻醉，"医生告诉我，语气有些迟疑。很明显，他认为给我局部麻醉手术不太合适，我也有同感，但想到曾经让许多患者在局部麻醉情况下做神经外科手术，我突然感觉自己真是一个胆小鬼。

"那就全身麻醉吧。"我说道，显然，这让他感到很宽慰。他的麻醉师一定耳朵贴着房门等在外面，他像玩偶匣一样冲进屋子，迅速给我检查身体准备麻醉。半个小时后我穿上了滑稽的手术服，

不知什么原因这些衣服都是从后面系牢，而不是前面，通常屁股
都会露出来。穿上纸内裤、白色抗栓塞的长筒袜，脚上蹬着一双
旧拖鞋，我由一个护士陪伴来到了手术室。进入麻醉室时，我不
禁笑了起来。我已经进入手术室成千上万次，一个了不起的外科
医生在自己的小王国里不可一世，现在倒成了患者，穿上了手术
服和纸内裤。

## 戴着眼罩出门诊

　　我一向害怕成为一名患者，然而在五六十岁时却最终发现这
件事相当容易接受。可能这是因为我意识到与自己的患者相比，
我是多么的幸运，还有什么事比患了脑瘤更糟糕呢？当其他人陷
入了这更糟糕的境地时，我还有什么权利去抱怨？也许由于我使
用私人健康医疗保险，这样就避免了 NHS 患者必须经历的个人
尊严与隐私的牺牲。

　　我可以拥有自己的病房，地面铺有地毯，配备独立的卫生间。
细节对于患者来说非常重要，但是对于 NHS 的管理人员和设计
师来说却可有可无。恐怕许多医生也不关心此事，直到他们自己
成为患者时才明白，NHS 医院的患者基本无法得到安宁和良好的
休息，从来没有睡过一晚的安稳觉。

　　我被麻醉了，几个小时醒来后发现自己已经回到了病房，
眼睛上缠着绷带，毫无痛感。我整晚都在半梦半醒之间，左眼
中出现了迷人的灯光秀，在吗啡的作用下这种感觉更加强烈，

就像半夜飞越漆黑的沙漠上空，远处燃烧着熊熊烈火。我记得许多年前在西非任教师时，就在晚上见过这种丛林大火，哈马丹季风吹过了撒哈拉，长长的火舌像一面面高墙席卷穿过热带草原，在夜空下的天际熊熊燃烧。

第二天一大早，为我手术的那位外科医生在去 NHS 医院上班的途中来看我，把我带到处置室，拆掉了左眼的绷带。我所能看到的就是一片漆黑，像在水下看到的景象。

"低头，把你的手表拿到左眼前，"他说，"能看见吗？"

表盘被放大了许多倍，就像晚上从海面升起的明月，出现在我的视野中。

"能。"我告诉他。

"很好，"他很兴奋地说，"你还能看见。"

实际上，在接下来的几个星期我的左眼都看不清东西。起初，眼中的气泡就像一颗巨大行星的地平线，越过这道地平线之后，我可以瞥见外部世界的一隅。渐渐地气泡缩小了，视力也慢慢恢复。我的眼睛内部就像挂着一盏华丽的熔岩灯，只要动一动头，气泡就会慢慢地滚动跳跃。手术一周后，我可以出门诊，但一个月内不能做手术。事实上我极不情愿出门诊，总是感觉那很无聊。我的眼睛上戴着黑眼罩，看起来像一个海盗，这令人有些尴尬，因为患者会认为我的身体状况欠佳。手术后几天，我招摇地戴着眼罩去见眼外科医生，他满脸狐疑地看着我。

"你小题大做了。"他说道，但对眼球的恢复状况仍然很满意。

没过几个星期我就完全康复了，但是玻璃体切除术的后果就是晶状体逐渐损坏，需要更换。这也是简单易行的手术，通常用于治疗白内障，我在 3 周后接受了手术。就在第二次的小手术后，我又开始在周末急诊值班。

## 放弃治疗也是拯救

如果星期日下午没有下雨的话，我就不会从楼梯上跌落，也不会摔断了腿，也许是由于视力还没有完全恢复吧。经过忙碌的一夜，周日的清晨特别安静。由于值班的注册医生是个新人，一例相对简单的手术也需要帮忙，我只好在周六深夜去做手术。患者是一名小脑脑卒中的中年男子，手术进行得非常轻松。周日上午我在杂草丛生、破烂不堪的后院小花园中干了点活，过后感到相当疲惫。

我用几个塑料袋装着花园垃圾开车去了旺兹沃思的垃圾回收场，随后加入了排队的车流，其中有许多亮闪闪的旅行车和 SUV（Sport Utility Vehicle，运动型多用途汽车）也等着加入这星期日早晨例行的垃圾倾倒行列。

人们正忙着向垃圾场巨大的货柜中丢垃圾，而这些垃圾将来都会成为代表当前时代文明的遗迹：损坏的太师椅、旧沙发、洗衣机、高保真音响、纸壳箱、床和床垫、去年的割草机、幼儿车、电脑、电视、床前灯、杂志、破石膏板和瓦砾。那里到处弥漫着偷偷摸摸的负罪感，大家都彼此回避着对方的目光，就像在公厕里碰面一样，完事后急匆匆地回到自己闪亮的私密豪车内，然后迅速驱车离开。

每次去垃圾场，离开时我都怀有一种莫大的轻松感，在这种情况下我会决定犒劳一下自己，在回家的路上到当地的园艺商店逛一逛。那天也是如此，我正兴奋地走在一排排的植物和灌木之间，准备买些什么，这时开始下雨了。

低空中参差不齐的雨云看起来就像清水中扩散的墨汁，一路冲到头顶，瞬间大雨瓢泼而至，把顾客都赶到了室内，园艺商店空无一人，我发现自己孤零零地站在绿色植物和灌木丛中。我的手机响了，是在医院值班的注册医生罗布打来的。

"很抱歉打扰您，"他说，无论何时下属给我打电话时，他们总会礼貌客套一番，"我能向你讨教一个病例吗？"

"当然可以。"我一边说，一边跑到装满陶罐的批发店里找避雨的地方。

"这是一名 34 岁的男子，他从桥上跳了下来……"

"一个跳桥者？"

"是的。很显然，他已经抑郁了很长一段时间了。"

我问他是头先着地还是脚先着地，如果脚先着地，那么脚和脊柱都会骨折，结果就是瘫痪，如果头着地，一般会立即死亡。

"他是脚先着地，但是头也撞到了。"他答道，"这是一个多发伤的病例，患者骨盆破裂，两边的胫骨和腓骨都已折断，头部重伤。"

"脑扫描结果怎样？"

"左颞叶出现了严重的出血性脑挫伤，脑基底池消失。他的左眼瞳孔扩大，已经 5 个小时不能动了。"

"他的肌肉活动反应呢？"

"没反应，急救人员说的。"

"那么，你想怎么做？"

罗布犹豫了，不愿意表态。

"我想我们应该密切监视。"

"你认为手术预后怎样？"

"不是很好。"

我告诉罗布最好还是让他死掉，不管我们做什么他都会死，即使活了下来，也是重度残疾。我问罗布是否见过患者的家属。

"没有，但是他们正在路上。"他回答。

"把一切跟他们讲清楚。"我告诉他。

我们说话时，雨已经停了，太阳从云朵后面露出了脸，周围的植物都在反光，熠熠夺目。顾客又从店铺的避雨处出来，园艺商店的一派田园景象又恢复如初。兴高采烈的园丁走在成排的树木和植物之间，停下来仔细查看，决定要买些什么。我买了一盆英蒾，上面有星爆的白花点缀，我就像对待朋友那样把它放在身后的座位上，之后便开车回家。

我本来可以给这个可怜的自杀者手术，并且很可能留住他的生命，但代价是什么呢？我一边这样告诉自己，一边在后花园挖了一个坑，栽上英蒾。最后，我还是来到了医院亲自查看脑扫描图，探望患者。尽管做了最大的努力，我仍然发现仅根据传言很难"宣判死刑"，面对一个跳桥自杀者时也是如此。

在倾盆大雨中我的鞋已经湿透，便换上一双刚换了底子的新鞋，开车前往医院。

我在漆黑的 X 光观片室内见到了罗布，他在电脑屏幕上调出了脑扫描。

"哦，"我一边看，一边说，"他完了。"令人遗憾的是，脑扫描图像看起来比罗布在电话里的描述要严重得多。该男子左侧大脑的撞击创伤已经无法修复，扫描图上黑色的区域是水肿，白色的色斑在 CT 脑扫描上代表血液的颜色。患者的大脑出现了肿胀，即使我们为他手术，即使容许残疾的出现，他也不可能活下来。

"从医有两大好处，"我对罗布说，"第一是人们可以获得无尽的故事储备，有些故事很滑稽，但大多数故事都很可怕。"

我告诉他几年前，我曾为一个跳楼自杀者治疗，那是一名二十多岁的年轻女子，她跳下了地铁站台。"她的一条腿全部截肢，医生从骨盆处将整条腿全都截掉，我想列车是纵向从她的臀部碾过的。她也出现了复合颅骨凹陷骨折，这就是为何当地医院把她截肢后又送到了我们这里。我们对她的头部进行了清理，几天后她慢慢苏醒过来。

我记得我曾告诉这个女孩，她的腿没有了，她说，'哦，天哪，这让我好难过，是吧？'最初她还是很乐观，很显然，她已经无法记起那些促使她卧轨自杀的不快。但是当她的头部开始恢复时，可以这么说，当她一天天好起来时，她的情绪变得越来越差，因为她的记忆开始恢复了，每天你都能看到她日益郁闷和疯狂。当她的父母最后出现时，你就清楚为什么她要自杀了。看到这一切真是令人难过。"

"之后她怎么样了?"罗布问。

"我也不知道。我们把她送回了当地医院后就再也没有收到关于她的任何消息。"

"那从医的第二个好处是什么呢?"罗布恭敬地问。

"哦,那就是如果一个人生病了,他会知道如何才能获得最佳的治疗。"我指了指面前显示器上的脑扫描图说,"我去和他的父母谈谈。"

我离开了 X 光观片室,沿着平淡无奇、灯光辉煌的医院走廊来到 ITU 病房。医院仍旧很新,感觉像安保级别非常高的监狱,一刷卡门就会自动打开,如果门被打开超过一分钟,震耳欲聋的警报声就会响起。幸运的是,从那以后大部分报警系统都发生了故障或者被破坏,但是在新落成的大楼中,我们最初几个月一直被几乎不间断的报警声所困扰。大家都认为这对一所满是患者的医院来说是一种奇怪的现象。我走进 ITU 病房,靠着墙的那些都是使用呼吸机的患者,他们意识模糊,一直昏迷,周围是各种机器,每张床边都有一个护士。

当我询问新收治的患者时,中央接待站的护士指了指一张病床,我大步走了过去。看到他我大吃一惊,这个可怜的跳桥者体格十分肥胖。不知何故,我没有想到一个自杀者会这么胖,从病床的一端我根本看不到他的头,只看到苍白裸露的肚皮像座小山一样,上面盖着一条干净的床单。床头摆满了各种监视仪、机械设备、注射针管、闪着红灯的 LED 显示屏和电子器械上的读数。

一位老人坐在床边的椅子上，看到我之后便起身站起。我先做了自我介绍，然后跟他握了握手。

"你是他的父亲吗？"我问道。

"是的。"他平静地说。

"很抱歉，"我说，"我们已经尽力了。"我解释道，他的儿子可能会在 24 小时内死亡。那位老人除了点头之外什么也没有说。他的脸上也没有任何表情，如果他不是太震惊，就是与儿子的感情太疏远，但我不清楚。我没有再去看他儿子的脸，也不知道是什么样的人间悲剧隐藏在这个可怜、濒死的大块头背后，此时此刻他就躺在我们身边的病床上。

## "该死，我的腿断了！"

我回到家里，爬上楼梯来到阁楼顶上，这是一年前自己亲手建的阁楼，此时凯特就躺在那儿的沙发上，她的克罗恩病又复发了，正在康复中。

我独自一人用橡木做了楼梯，从打磨、抛光台阶一直到最后完工都是一个人完成。最近我们计划在楼梯上装一个扶手，凯特前天晚上就在楼梯上滑倒了，身上多处青紫瘀血。我们两人一直鄙视社会所倡导的《健康安全条例》，该条例迎合并逐渐支配当前这个反对冒险的社会，但我们仍然认为装一个扶手不失为好主意。

我沿着手工制作的橡木楼梯走下楼，每一个踏板和竖板都是精心制作的。现在我要到后花园把莢蒾栽完，鞋子新装的鞋底在过度抛光的橡木上突然一滑，我便失去了平衡，摔倒在楼梯上，只听到腿骨断裂发出了可怕的爆裂声，脚踝也错位了。

断掉一条腿的确很疼，但还可以忍受。众所周知，战场上的士兵受重伤后很少感觉到疼痛，痛感出现得比较晚，因为他们一直在想方设法保命，根本顾不上疼痛。

"该死的！我的腿断了。"我大叫道。起初凯特以为我在开玩笑，直到她见我倒在楼梯底下，左脚已经扭成了不可思议的角度。我努力用双手把脚掰直，但是疼得昏了过去。凯特叫来邻居，把我放在了他们的车后座上，并送到了我们医院的事故急诊部。凯特找到了一台轮椅，很快我就排在接待处前的队伍里。接待处有两个面目凶恶的女子，坐在看似是防弹玻璃的后面。我耐心地坐在那里，牙关紧咬，那条断腿向前伸着。过了一会儿，我来到一个接待员面前。

"姓名？"她问。

"亨利·马什。"

"出生日期？"

"1953年，年龄50。我是这家医院神经外科的高级顾问医生。"

"宗教信仰？"她根本不为所动，继续问我。

"没有。"我很沮丧地答道，心想至少我们医院真的是人人平等。

这种询问并未持续多久，一个急诊部的护士便过来对我实施救助。她立刻断定我的脚已经错位，需要复位。我很高兴她迅速完成了初期治疗，而且一点都不疼，这多亏了静脉吗啡、咪唑安定和安桃乐。在药物使我对周围事物失去意识之前，最后的记忆是我极力劝说麻醉护士不要用大号剪刀破坏那条全新的绿色灯芯绒裤子。

刚刚从麻药昏沉中苏醒，我就开始思考，像这样的骨折在以前如果进行复位，没有任何麻醉措施该是什么样子。我发现整形外科的同事站在担架车的一头，因为来事故急诊部的路上我在邻居车后座上用手机给他打了电话。

"是骨折错位，"他说，"它们已经完全复位了，但是你要做一个手术，内部固定术，我明天可以在私营医院给你做。"

"我有保险，"我说，"那就做吧。"

"我们得叫一辆私人救护车。"护士说。

"没关系，"我的同事说，"我亲自送他。"

我被推出了事故急诊部，左腿打着长长的石膏板，大家帮我坐进了同事的红色奔驰跑车。就这样，我被风风光光地送到了 3 英里之外的那家私人医院，第二天骨折就被及时固定。那位同事坚持要求我住院 5 天，手术后还会让我的腿再休息几天，他的理由是，我是一名医生，不一定会听取他的治疗建议。不过，在接下来的一周中，大部分时间我都是在床上度过的，那条断腿支撑在半空中，我的眼睛则望着窗外漂亮的橡树。

我读着伍德豪斯的小说，反思政府针对 NHS 提出的所谓"市场驱动改革"举措，似乎这些举措使 NHS 与能够真正体现市场机制的私营机构渐行渐远，而我此时正是后者的其中一个患者。我偶尔听见同事去看望隔壁的患者，他们的言语充满魅力与礼貌客气的鼓励。

在出院的那天早晨，我来到门诊等候换掉石膏。我看到许多门诊患者进进出出。

我的同事身着干净利落的深色西装，经常从他们的诊室出来把等在外面的患者带进去。其中有些医生认识我，看到我那副患者的模样：穿着病号服、一条腿打了石膏，他们都有些吃惊。大多数人都会停下来安慰我，对于我的遭遇会和我一起哈哈大笑。其中有一个自负的内科医生，他停在我面前好一会儿，表情非常惊讶。

"左踝骨骨折错位。"我说。

"哦，天哪。"他一本正经地说，对于这种不雅的断腿方式让我变成了纯粹的患者，他似乎非常鄙夷。很快，他就转身回到了自己的办公室。随后我被叫到石膏室，整形外科的同事除掉了旧的敷料，认真地查看脚踝两侧的两个切口。他自己感到很满意，双手托着我的脚，重新给伤口敷药，再为脚和腿打上新的石膏悬臂板，用弹刀绷带绑好。我认为这种医术和我所从事的神经外科有着巨大的差距。

"我很少触碰患者，你知道，"我对他说，"当然，除了给患者做手术的时候。我接触的就是病历、脑扫描，还有令人沮丧的长谈，和你的工作完全不同。你的工作非常好。"

"是的，神经外科充斥着厄运和悲观情绪。"

"但是我们偶尔的成功最后会更加……"我刚刚开口说话，准备卖弄一番大道理，他就开始打断我。

"在接下来的几周，这只脚必须在95％的时间里都抬起，否则它会肿胀。"

几星期后，我的另一只眼睛玻璃体出血、视网膜裂孔，不过幸运的是，这要比上次左眼更容易修复。几天后，我就返回了工作岗位。与我的患者相比，我已经非常幸运了，内心充满了对同事的深深的感激之情，尽管听来有些荒谬，但这却是病情好转后每一个患者都会对医生油然而生的真实情感。

# Do No Harm

## 第 22 章

## 英国医生和乌克兰患者

　　我被禁止进入手术室成为报纸的头条新闻，第二天门诊室又来了更多的记者和摄制组。突然医院外科主任来到了办公室，命令所有的记者和摄制人员都到医院外面去。我们并不会在意他的话，来到外面继续接受采访，而且就以这家医院为录像背景。

在成功实施了三叉神经痛的手术后，伊戈尔非常热心，希望我再次前往乌克兰，为那些患上脑瘤的患者开展极具挑战性的手术。伊戈尔向我坦言，在乌克兰，他的高级同事无法顺利地切除这些脑瘤。我并没有他的那份热情，就只好以实相告，但当我再次抵达乌克兰时，那里确实有一长队患了可怕脑瘤的患者等着见我，他们都站在办公室门外黑黢黢的走廊里。

多年来，我一直断断续续地在伊戈尔的办公室出门诊，其间做了许多怪异的事，而之前从未如此。随着伊戈尔的名气越来越大，乌克兰各地的患者都会来求诊。那里没有预约制度，患者会在任何时候出现，似乎等待几天的时间才能与医生见面他们也可以接受。等我来访时，排队的患者在办公室外面沿着长长的走廊一直延伸到远处拐角看不到的地方。

我们每天早晨 8 点开诊，中间不休息，一直工作到晚上。经常会有几个患者和他们的家属同时出现在办公室中，一边有人在穿衣服，另一边有人在脱衣服。特别是在伊戈尔的政治背景出现问题时，还会有电视台的记者和摄制组来采访。办公室里的 3 部电话机使用得非常频繁。办公室内少于七八人的情况都很少见。

这种混乱的局面令人气愤，也容易使人疲倦，我首先把这归罪于伊戈尔。我告诉他应该实行预约制度，但他反驳说在乌克兰没有人会遵守这种制度，让患者自己决定何时来会诊最好。

伊戈尔对待患者的态度有些粗暴，不过有时他似乎还有些同情心。由于我不懂俄语或者乌克兰语，只能猜测其他人在说什么，然后由伊戈尔翻译。所以我经常发现自己的猜测完全错误。患者带来了他们的脑扫描图，这些都是提前准备好的，然后他们便会立刻问我是否可以手术。

在英国医学界，初期大家就形成了医生应该根据病史和检查患者来做是否做手术的决定的惯例，只有在最后关头医生才会看"专门的诊查"结果，例如 X 光或者脑扫描。在这里，整个程序都颠倒过来，被压缩成几分钟甚至几秒钟。我感觉这些场景就像罗马皇帝尼禄观看比赛一样。更困难的是，那些脑扫描图通常质量非常差，很难看清楚上面到底都是什么。这样匆忙地做出生死决断令我感到更加不安。

## 带着歪嘴笑容的女孩

1998 年夏天的这次特殊出访，很显然成为伊戈尔在医疗界的许多敌人向其医院院长发难的契机，这位院长在前一年刚刚接待过英国大使。第一天出诊的早晨，我就知道院长已经"禁止"我进入手术室，他也不会与我见面。实际上，我也感到很宽慰，因为之前见过的那些病症都令人不寒而栗，一想到要在这样原始的手术室内为他们实施手术，我就非常恐惧。

我被禁止进入手术室成为报纸的头条新闻，第二天门诊室又来了更多的记者和摄制组。上午时分，我正在接受一家乌克兰电视台的采访，同时忙着确定有些人的脑瘤是否可以接受手术，突然医院外科主任来到了办公室，命令所有的记者和摄制人员都到医院外面去。他戴着高高的"厨师帽"，配着一副特大号的眼镜，看起来十分滑稽。我们并不会在意他的话，随后便走出医院，来到外面继续接受采访，而且就以这家医院为录像背景。

我见过的一个患者同意手术，但仍怀有很多疑虑，她接受了采访，被记者问到对于被拒绝手术治疗时她有怎样的想法。这位患者名叫柳德米拉，从乌克兰的南部来基辅见一位著名的神经外科教授。最近几个月，她走路时越来越不稳，脑扫描显示她的脑底部有一颗很大、极难处理的肿瘤，那是生长于第四脑室的室管膜瘤，属于良性肿瘤，但若一直生长则会危及生命。她在自己的家乡进行手术根本不可行。她按时来赴约，但是教授迟到了，后者的初级医生查看了扫描图。

"如果你希望继续活下去，趁教授回来之前赶紧离开，"其中一个初级医生说道，"去找伊戈尔·库里列，他与西方医学界有联系，也许能够帮上忙。如果你请教授手术，那你就死定了。"她很快离开，几天后我在伊戈尔的办公室内见到了她。

我们两个人都出现在当天晚上 9 点的电视新闻节目中。

"你想要什么？"记者急切地问柳德米拉。

"我要活着。"她平静地说。

渴望扶危救困、筹划既困难又危险的手术、仔细测算风险、救死扶伤，对医生来说这些都是不可抗拒的因素，尤其是当你做这些事情时，不断被一个自以为是的教授所反对。次日我见到了柳德米拉，别无选择只能告诉她，如果她同意就会安排她到伦敦，在那里为她手术。柳德米拉并未流露出惊讶的表情，很快同意了。

　　就在第二天，我第一次见到了坦尼娅。伊戈尔希望我能够在早晨六点半之前动身去医院，但是我睡过了头。刚一启程，我很快就明白了为什么伊戈尔要求我提早动身，因为基辅的早高峰意味着原本 30 分钟的车程会花上一个半小时。

　　我们加入了一眼望不到尽头的车流中，脏兮兮的汽车和卡车在浓雾中显露出灰色的轮廓，红色的尾灯将尾气变成一团粉色的云雾。在粉色的云雾中，车辆沿着宽阔的马路向基辅市中心龟速爬行。马路两边都是巨大的香烟和手机广告牌，它们在浓雾中忽隐忽现。许多汽车开上了人行道，穿过路灯杆去插队。为了能够往前赶，那些笨重的四驱车辆全都离开主路，疯狂地冲过路边泥泞的草坪向前冲。

　　坦尼娅位于排队患者的后几位，她的脑瘤已经无法进行手术了，当时她才 11 岁。在妈妈的搀扶下，她脚步蹒跚地走进了伊戈尔的办公室。一张满是划痕的 X 光摄片显示她的脑底部有一颗巨大的肿瘤，它一定生长了许多年。这是我见过同类肿瘤中最大的一颗。她的妈妈卡蒂亚从靠近罗马尼亚边境一座偏远的城镇霍罗多克一路把她带到这里。

　　坦尼娅是个可爱的孩子，修长的腿像小马驹一样，但是行动不便。她留着童花头，脸上的笑容有点害羞，也有点不对称，这是由于肿瘤造成的部分脸部肌肉瘫痪。这颗肿瘤在莫斯科和基辅都被认定无法进行手术，显然，它迟早会要了她的命。

正如救人一命的想法不可抗拒，告诉她们医生无能为力也很难说出口，特别当患者还是一个孩子时，另外还有心急如焚的家长。如果我也无法确定，那么问题就非常严重了。业外人士极少能够意识到，真正折磨医生的是无法确定的事，而非经常与遭受病痛折磨的人或者即将死亡的人打交道。如果医生确定无疑患者无法施治，让他死亡是非常容易的事；如果他是一个正派的医生，就会有同情心，但客观情况有目共睹。这就是人生，我们迟早都会死亡。当无法确定我是否能够帮忙、是否应该帮忙时，事情往往就会变得复杂。

坦尼娅的肿瘤确实是我见过最大的一颗，几乎可以肯定是良性的，至少在理论上它可以被切除，但那时我从来没有给她这种年龄的孩子切除这样大颗的肿瘤，也不清楚其他医生是否做过。回想起来，当情况变得糟糕时，医生通常都会互相安慰，因此做出明智的选择相对容易一些。我真的应该把坦尼娅留在乌克兰，我真的应该告诉卡蒂亚把她带回霍罗多克，但是我没有，我把她带到了伦敦。

在那一年，我安排坦尼娅和柳德米拉来到伦敦，并准备了一辆微型面包车在希斯罗机场迎接她们，把两个女孩及其家人送到了我们医院的正门口。我在医院见到她们的时候，是多么自豪和骄傲！我与理查德·哈特菲尔德一起给她们做了手术。理查德是我的同事和挚友，经常与我一道去乌克兰。

柳德米拉的手术耗时 8 个小时，取得了极大成功。坦尼娅的第一次手术花了 10 个小时，随后第二次手术用了 12 个小时。坦尼娅那两次手术都出现了可怕的失血。第一次手术时，她的失血量达到了全身循环血液总量的 4 倍，虽然仍有一半的肿瘤留在脑中，但她没有受到任何伤害。第二次手术要切除剩余的肿瘤，但并未成功，坦尼娅出现了严重的脑卒中。她只好在医院停留长达半年的时间，然后才能或多或少地恢复到可以返回乌克兰家中的程度。

在盖尔和她丈夫的帮助下，我开车载着坦尼娅和她的妈妈来到了盖特威克。我们站在出港航班的入口处，坦尼娅的妈妈卡蒂亚和我四目相视，她的眼神中充满了绝望，而我目中伤感。我们互相拥抱、嚎啕大哭。她推着轮椅上的坦尼娅经过登机口时，又跑过来紧紧地抱着我。就这样，她们离开了。卡蒂亚推着轮椅上一言不发、面目扭曲的女儿，乌克兰医生德米特里就陪在她们身边。卡蒂亚可能比我更清楚未来的日子会是什么模样。

坦尼娅回国 18 个月后去世了。她那时才刚满 12 岁。在这短暂的一生中，她从未经历过一例简单、成功的手术，反而接受了许多大型手术，并且出现了很严重的并发症。事实上，并发症正是医学治疗过程中包含一切糟糕情况的委婉用语。她在我的医院中住院 6 个月，而不是几个星期，这是令人恐怖的 6 个月。

尽管她最后回到了家，但回家后伤残程度比离开时更加严重。我不知道她是什么时候去世的，只是碰巧从伊戈尔那里听说。那次，我从伦敦打电话跟他讨论另外一个脑瘤病例时，顺便很紧张地问及坦尼娅的情况。

"哦。她死了。"他平淡地说。听起来他对坦尼娅不是很感兴趣。我想到了坦尼娅和卡蒂亚所经历的一切，我们全力以赴力图挽救坦尼娅的生命，所有的一切都付诸东流。我很难过，但是他的英语词汇也很有限，说起话来很蹩脚，也许有些东西在翻译的过程中都丢失了。

坦尼娅从英格兰回家后，我曾再次例行出差来到基辅，在她死前我与她见过最后一面。她的妈妈卡蒂亚把她从霍罗多克的家中带来见我。如果有人搀扶，坦尼娅就能走路，她那微弱、不对称的笑容已经恢复。然而，刚手术完的前几个月，她的面部完全瘫痪，那样不仅无法说话，而且还像戴上了一个面具，看起来没有一丝表情，要不是偶尔一滴泪水从毫无表情的脸颊上滚落，你会认为最强烈的感情也被她隐藏起来。我们无视那些伤残、扭曲的面孔，也会忘记面具般脸孔下隐藏的情感，却不知那些情感与我们自己的一样强烈。

一想到这些，我的心中便陡增伤感。手术一年以后，坦尼娅仍不能说话、无法吞咽，但是，无需借助气管切开插管就能够呼吸。在伦敦的那6个月，卡蒂亚陪着她，当我在盖特威克机场给她们送行的时候，卡蒂亚答应要在我们下一次见面时送我礼物。在基辅见面时，她和坦尼娅带着一个行李箱，她们特地为了我宰了一头家养的猪，制成了几十根长长的香肠。

几个月后，坦尼娅去世了。她可能死于分流管阻塞，经过第二次灾难性的脑瘤手术，我只能在她的大脑中插入一根人造引流管，它有可能发生堵塞，进而导致脑内压力增加，危及生命。即便她活着，如果没有现代化的医疗设施，也绝不可能应对这种情况。我无法确定坦尼娅到底发生了什么事，更不知道我之前做的一切是否正确：让她背井离乡，远离贫穷的乌克兰农村几个月，接受了手术。

坦尼娅去世后的最初几年，卡蒂亚都会从霍罗多克给我寄圣诞贺卡，而我通常在次年一月底收到。之后，我会把它立在那间没有窗户的办公室桌子上，这间办公室就在我供职的这家巨大的工厂式医院里。我会把它放在那里几个星期，因为它会让我想起令人伤感的坦尼娅、我那备受打击的雄心以及惨痛失败的案例。

## 记录亡魂

坦尼娅去世几年之后，有人开始拍摄关于我在乌克兰工作的纪录片，我建议他们去看望卡蒂亚。因此，摄制组和我就被一辆微型巴士带到了距离基辅 400 英里远的霍罗多克。时值尾冬，大部分拍摄都在零下 17 摄氏度的大雪天气中进行，但是当我们向西行进时，雪已经融化。

尽管我们经过的河流和湖泊上都还盖着结实的冰层，人们还在冰上钻洞捕鱼，但空气中弥漫着一种与众不同的春天的气息。我迫切希望再次见到卡蒂亚，她和坦尼娅在伦敦的那 6 个月，虽然语言不通，但我和她们非常亲近。我又感到非常忧虑，因坦尼娅的死而经常自责。

霍罗多克跟大部分的乌克兰西部乡村一样贫困，人烟稀少。自苏联解体以来，乌克兰经济崩溃，大部分年轻人都已离开，锈迹斑斑、荒废没落的工厂在那里随处可见，垃圾和破旧的机器被随意丢弃。卡蒂亚的家在一座小砖房里，在泥泞的堆置场附近。

　　当一行人到达时，她非常高兴能够见到我，但看起来却和我一样紧张。我们蹚过泥地和水坑来到小房前，那里已经有一大桌饭菜在等着我们。摄制组给我们拍摄时，我和她的家人围坐在桌子旁。再次见到卡蒂亚我很激动，几乎说不出话来，也吃不下什么东西，这令卡蒂亚非常苦恼。我还要结结巴巴地敬酒，按照乌克兰的传统，敬酒得用伏特加，另外还要简短地说上几句祝酒词。

　　第二天我们到当地的公墓去祭扫坦尼娅的坟墓。坟墓距离卡蒂亚的家有几英里远，孤零零地站在一片树林旁边。弯弯曲曲的乡间小路通向墓地，路两边都是光秃秃的树木，穿过破烂、凌乱的村庄。那里每一座村庄都有一个池塘，上面结着深灰色的冰，成群的鸭子和鹅站在池塘边上。东正教的墓地真是奇妙的地方，坟墓都装饰着数十朵颜色亮丽的假花，墓碑上的玻璃片后面都有死者的照片或者肖像画，它们被蚀刻在石头上。一切都井井有条，这与我们一路走来时沿途那些活人居住的村庄中破败的景象形成了鲜明对比。

　　坦尼娅的坟墓有一块 6 英尺高的墓碑，上面刻着她的脸，这张脸在西方人眼中看来很奇特，但很漂亮。阳光明媚，假花熠熠生辉，在微风中摇曳，我能听到远处村庄里的鸡鸣声。雪已经融化，还有一些残留，像一条白线出现在犁过的田地垄沟里。我们就是穿过这片田地来到了墓地。到处都是鸟鸣声。

摄制组支起了他们的设备，我绕着墓地走了一周，仔细观看这些墓碑和肖像。大部分埋在这里的人都经历过痛苦的年代：19世纪20年代的内战、30年代的大饥荒（重灾区是乌克兰中部）、和二战中难以言表的恐惧。在19世纪20年代，至少有四分之一的乌克兰人死于非难。我很想问一问这些死去的人，那些年里他们都经历了什么，为了活下来他们做出了多少牺牲？他们似乎在回头看着我，说道："我们已经死了，你还活着。其余的时间你打算怎么过？"

关于我和伊戈尔的纪录片大获成功，在全世界都曾上映，还收获了许多大奖。在影片的结尾，我站在了坦尼娅的墓前。我的表情很凝重，不仅因为坦尼娅的死，也因为在她坟墓的旁边就是他父亲的坟墓，而这些观众根本无从知晓。因为他和卡蒂亚的生活极其贫困，几个月前他前往波兰，成为一名农业工人，他已经赚了1 000美元，正准备回家过圣诞节，却突然被人谋杀，钱也不见踪影。我想见卡蒂亚不仅仅是坦尼娅的缘故，还有她丈夫的死。在乌克兰生活确实很艰难。

# Do No Harm

## 第 23 章

### 濒死体验

　　药物真正的效用就是给患者希望吗？让他们认为自己能活得更长一些？健康人一旦被确诊患上致命的疾病，就算拼了命也要活下去，无论希望多么伪善、多么渺茫，大多数医生都不愿夺走患者在黑暗中那微弱的光亮。

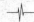

## 希望：药物的真正效用

"我们的法定人数够了吗？"大会主席问，随即迅速清点人数，发现达到规定人数之后，会议开始了。主席简单开了几个玩笑后转入正题。

"今天，我们这里有即将参与讨论的技术支持团队的患者代表，"他看着正方形桌子一侧坐着 3 位头发花白的老者，其他围着桌子的都是医疗技术鉴定委员会的委员。"欢迎你们！"他带着鼓励的笑容说，"今天到场的还有临床专家，"他又指着患者代表旁边两名表情严肃的男人说道，"我们还有医药公司的代表，他们的药物正是针对今天即将讨论的癌症。"

他看着那两个没有任何明显面部特征的男人，继续用稍微正式的语气说道。那些医药代表都穿着深色西装，身前地板上放着很大的文件盒。他们没有靠着桌子就座，而是坐在我们身后几英尺的地方。

"马什先生负责药物的临床试验，他会告诉我们这种药物的效果，但我们还是先听一听患者代表的陈述。"

3 位老者中的第一个紧张地清了清嗓子，露出屈从难过的表情，开始发言。

"两年前我被确诊患了癌症，"他开始了陈述，"现在症状已经得到缓解。医生告诉我，肿瘤迟早会再次生长，届时唯一可能的治疗手段就是借助你们今天讨论的药物……"

他说话时，委员会的成员都在静静地听着。像这样大胆地跟一屋子的陌生人讲话，的确令人佩服。他继续说自己已经发起了一个由癌症患者组成的互助会。

"开始我们有 36 人，但现在只剩下 19 个人了。你们在讨论这种药物时，我想请你们记住，"在陈述结束时，他的语气有些失望，又迅速补充说道，"生命是宝贵的，要过好每一天……"

第二个老人讲述了妻子死于癌症的故事，他为我们讲述了她最后几个月的痛苦和挣扎。第三个老人打开他身前的公文包，拿出一扎文件。他看上去表情很坚决。

"我今天能在这里说话，"他说，"在我看来，就是因为这种药物。12 年前，我第一次被确诊，你们都知道，大部分人都活不过 5 年。这里的医生也对我的病束手无策，我仔细地研究了这种疾病，然后去了美国，参与各种各样的药物试验。最后一种药物就是你们今天看到的这种。我 8 年前开始服用，但这种药物不在 NHS 报销的范围之内，因此到目前为止我自己已经花费了 30 万英镑。先生们，"他环视了一下我们屋里所有的人，"我希望你们不要把我看作统计中的离群值。"

短暂的停顿后，主席转向我："马什先生将要给我们讲述一下这种药物的临床效果。"他把面前的笔记本电脑推给我。

两年前，我自愿申请为英国国家卫生与临床优化研究所（NICE）服务。之前我在一本医学期刊上看到了一则广告，内容是招录一名外科顾问医生做 NICE 技术鉴定委员会的委员。我本以为"技术"这个词指的是像显微镜和手术器械那些有趣的东西，但最终令人失望的是，它们竟然是指药物。在漫长的医学学术生涯中，我唯一没有及格的考试就是药理学。

大众媒体经常指责 NICE 是麻木不仁的官僚组织，美国右翼政客将其称为"死亡小组"。这都是完全不公的指责，事实上我很熟悉委员会评价新药以及 NHS 如何判断是否应该将这种药物纳入医疗体系的流程。总之，我开始对此产生兴趣。每个月我都会坐火车去曼彻斯特一次，一整天都在 NICE 的总部开会，委员们轮流讲述该药物适用的证据。这一次轮到我了。

我一边讲，一边把幻灯片一张一张地投到房间的三面墙上。这些都是非常无聊的幻灯片，白底蓝字，展示的都是事实和数据，还有很长并且拗口的化疗药物名称，这些名称连我读起来都结结巴巴的。前几天在 NICE 员工的帮助下，我匆忙准备了这些幻灯片。会议是向公众开放的，不能说任何玩笑话，也不能使用通常装饰医学讲座的那些网上搜索来的图片。我的陈述花了大约 10 分钟。

"结论是，"最后我说道，"酪氨酸激酶抑制剂 (TKI) 对这种癌症有效果，因为它极大地缩小了患者脾脏的大小，但这只是一种替代方法。至于该药物是否可以帮助患者延长生命或者改善生活质量，仍然不得而知。许多患者都没有接受后续追踪研究，生活质量的数据也存在大量缺失。"

随后是 10 分钟的休息时间，可以喝杯咖啡。我发现自己就站在大会主席旁边。我告诉他两周前我在乌克兰，有人对我说在那里医生通过药物试验可以稳赚一笔。许多医院都在为大型医药公司进行试验，同一个患者可能在试验不同的药物，而参与其中的医生都有提成。我表示，如果真是那样的话，实验结果就没有任何意义。主席没有做出任何评论。

接下来由一位医学统计学家做关于药物成本效益的报告，换句话说，就是关于癌症患者的获益是否能够配得上药物的价格。他像一位学究那样迟疑地讲述，播放复杂的幻灯片，说话磕磕绊绊、犹豫不决。他展示了一系列图表、表格和缩略词，用健康经济学家最近开发的各种各样的模型来进行分析。我很快就糊涂了，偷偷环顾四周，想看看其他委员能否比我听懂更多，不过他们没有透露任何信息，都在面无表情地看着屏幕。

在这种经济学评估中，患者服药可能增加寿命，但也要考虑到多出来的日子里生活质量会很差。例如，大多数死于肺癌的患者身体状况都很糟糕，他们通常呼吸困难、咯血、浑身疼痛、怕死。如果他们多活一年（如果真患了肺癌，一旦癌细胞扩散，绝不可能活过一年），身体状况还不错，那么这一年就是被赋值的一年；然而，如果他们身体状况很差，相应的被赋值就会减少。这个数值就是质量调整寿命年，它是用效用来计算的。理论上，这需要调查濒死患者的生活质量，但实际上这很难做到，这需要公然地让他们面对迫近的死亡。

毫不奇怪，这是医生和患者都极力回避的事情。取而代之的是，健康的人被要求想象他们即将死亡、时常咯血或者浑身疼痛的情形，然后询问他们这会在何种程度上降低其生活质量，他们的回答将会用来计算因使用新型抗癌药物而额外获得的生命质量。调查结果的实现方式有许多种。其中一种方式就是基于博弈论的"标准对策法"。也许这里需要说一下，这是伟大的数学家冯·诺依曼发明的方法，也是冷战时期提出对苏联先发制人进行核打击的博弈论建议者。有些人可能会认为"标准对策法"未必是人类决策的最佳基础。

关于计算的不确定性也必须能够测量，而这令情况更加复杂。最终，最后的数据，即增量成本效益比生成了，这是与当前的最佳方式相比，新疗法获得质量调整寿命年的时间成本。如果超过 30 万英镑，NICE 就不会批准 NHS 使用该药物，不过有时一些罹患罕见癌症的患者可能例外。无论何时 NICE 拒绝批准一种药物的使用，患者群体和制药公司都不可避免地会发出强烈的抗议。那些即将死于令人痛苦的诸多疾病的患者将在电视新闻中指责 NHS 和 NICE 抛弃了他们。NICE 因而成为"死亡小组"。

那位健康经济学家看起来更像一个毫无杀伤力的苦力，而不是一个阴险的"死亡小组"成员。他很费力地讲完了那些复杂的幻灯片，其中所述的内容似乎都是一些缩略词，我要不时问一下身边态度友好的分析师，它们代表什么意思。他一讲完，委员会的主席便请参会的专家发表一下意见，然后委员会成员开始提问。

"如果试验并没有指明患者的近况或者他们活了多长时间，

我们如何来判断药物的价值呢？"我问。

一个长着大胡子、表情严肃的肿瘤学教授作为鉴定证人出席会议。

"如果你看了制造商的申请书，"他话语轻柔，我几乎听不到他在说什么，"你就会清楚生活质量的数据并未收集到，因为实施试验的临床医生认为这损害了患者的根本利益。对于癌症化疗试验来说，这是一个常见的问题，毕竟很难让一个即将死亡的癌症患者来填写一些问卷。调查人员只得转而使用标准实用程序。这种罕见的化疗药物就是治疗这种癌症的，而且几乎没有任何副作用。"他说。

他又动情地说到了治疗濒死患者的困难程度，另外，他指出现有的有效治疗方法非常少。

"我们非常希望能够选用这种药物。"他最后说道。

"不计成本吗？"主席的这一问击中了他的软肋。这名专家没有对这样尖锐的发问做出回应。一旦讨论结束，患者代表、专家和外部观察员便都被引到屋外，会议的第二部分随即开始了：大家要讨论是否容许 NHS 使用这种药物。讨论秘密进行。

"当然了，"我想对那些讲究实用的健康经济学家和公共卫生学者说，但是没有说出口，"药物真正的效用难道不是给患者希望，让他们认为自己能成为统计学上的离群值，活得更长一些吗？你怎样衡量希望的效用？"

我本可以针对这一主题发表一番激情洋溢的长篇大论，毕竟我花费过大量的时间和那些生命已经接近终点的患者进行过交谈。我敢断言，健康的人，包括我自己都不知道身边的一切都发生了怎样的改变，一旦被确诊患上致命的疾病，你就算拼了命也要活下去，无论希望多么虚假、多么渺茫，大多数医生都不愿夺走患者在黑暗中那些微弱的光亮。

的确，许多人患上了精神病学家声称的"精神分裂"，医生发现自己就像在跟两个人说话。患者知道自己就要死亡，但仍然希望能够活下去。我的母亲在临终时，就发生了这种情况。当面临着一些即将死亡之人，你就不再与那些经济模型假定的理性的消费者打交道了，即便这些假定的对象真实存在。

希望是无价的。通常都是商人而非利他主义者经营制药公司，据此来给产品定价。

NICE 技术鉴定（这只是其中一部分职责）的目的就是要针对制药公司的定价政策创造一种反制力量。然而，如何取得针对该药物的评价，其手法却不切实际，近乎荒诞不经。我想知道有多少围坐在会议桌前的人能够理解治疗那些濒死患者的难度与其中涉及的欺骗，像这样一种药物的真正价值就是给患者以希望，而非数据统计中存活的概率，况且活下来很可能非常痛苦，用药者额外生存的平均时间也仅仅是 5 个月而已。

我一直心存疑虑，并且坚信那些大型制药公司的定价政策必然会受到抵制，医疗成本就像温室气体那样一定会被限制。这种形式上的讨论还在继续进行。

"但是 MS( 多发性硬化症 ) 跟 PSA 并没有关系！"一个年轻的健康经济学家愤慨地说道，"如果你们想听听我的意见，那就应该把这种药物的实用价值拿出来讨论一下……"

"确定不是前列腺特异抗原（Prostate Specific Antigen）吗？"我问了一下身边的人，禁不住开了个无聊的玩笑。

"不是，"他说，"是概率敏感性分析（PSA）。"

"那么，我有一些关于 PSA 的问题，"主席说，"但关于巴克斜坡的设想非常重要，而且最低的增量成本效益是 15 万英镑，所以即便项目终止（EOL），这种药物也不可能被通过。试想一下，每年每个患者的治疗费用将高达 4 万英镑，那绝非成本效益。"

至少最后的这个缩略语我认识，项目终止是 NICE 最近被迫做出的一项妥协，容许在少数罕见癌症的患者中使用昂贵药物。

讨论继续没完没了地进行。一半的委员用晦涩难懂的语言进行成本效益分析，并展开了自信而热烈的激辩，另一部分人很识趣地点头表示赞许。

他们真得能听懂这些吗？我倒是因为自己的无知而感到羞愧。

最终，主席环顾一下全体委员。

"我想我们此时心里都有一个'不同意'，不是吗？"他问道。

这意味着委员会的推介将进入磋商阶段，在最后达成一致之前，所有关系方，包括患者群体、制造商、临床医生都可以开展批评、发表评论。NICE 竭尽全力做到公开透明，使所有的利益相关者进入审议程序和媒体的描述中。此外，制药公司也很可能会主动降价。

那天下午我坐上了返回伦敦的火车，晚上 7 点钟回到了尤斯顿。在一月份漆黑的夜里，我步行了两英里来到滑铁卢站，和数百上班族穿过大桥，身边的城市在白雪覆盖的屋顶、数以百万计的电灯照耀下熠熠生辉。逃离大半生与之相伴的疾病和死亡的世界真是美妙极了，哪怕只是几个小时也非常美妙。

# Do No Harm

## 第 24 章

**伦敦黄昏的遐思**

医生相互之间的治疗都带有某种严肃的同情心理，职业的超然和优越感荡然无存，痛苦的真相也无法掩盖。当医生变成了患者，他便知道为自己治疗的同事会犯错。如果患上致命疾病，他们对于结果也不会抱有任何幻想，他们清楚厄运会降临，奇迹绝不会发生。

## 失踪的患者

那是周日的晚上，在第二天手术的名单上有 3 个脑肿瘤患者，其中有一名与我同岁的妇女，她脑中的脑膜瘤正在缓慢生长；另一个是一位年轻的医生，他的脑中长了少突胶质细胞瘤，几年前我曾给他做过手术，现在复发了，我们俩都知道肿瘤最终会令他死亡；还有一个急诊收治的患者，我还没有见到本人。

我骑着自行车来到医院地下室入口，旁边就是一些带轮的垃圾桶，护士有时会过来在那里吸烟。门锁似乎一直是坏的，所以我能够从那里进入大楼，把自行车带进员工专用电梯，放到手术室，然后去见患者。我先去了女士病房看望那名患脑膜瘤的妇女。其间我遇到了一个高级护士，她是我多年的朋友，正沿着走廊过来。她穿着外套，一定是刚下班，眼中含着泪水。

我伸出手来安慰她。

"没有希望了，"她说，"这周我们非常缺人手，晚上都是助理护士值班，他们真是连废物都不如。新闻整天报道糟糕的护理水平……但是我们又能怎么办呢？"

我看了一眼护士站旁边墙上的白板列着所有住院患者的姓名。由于病床不足，患者经常被调来调去，白板上的信息很少更新，要想找到某个患者特别困难。我并未看到自己患者的名字。一群护士正在桌边嘻嘻哈哈、大呼小叫，在我看来她们讨论的话题跟患者一点关系都没有。

　　"考德雷夫人在哪里？明天做手术的那个患者。"我问。

　　一名助理护士瞄了我一眼，从衣兜里抽出一张打印纸，上面列着所有患者的名字。她不太肯定地看了一下，耸耸肩膀，嘟哝着什么。

　　"这里谁负责？"我问道。

　　"是克里斯。"

　　"她在哪？"

　　"她休息去了。"

　　"你知道考德雷夫人在哪吗？"

　　"不知道。"她耸了耸肩膀说。

　　我顺着走廊来到男子病房，在那里有一些耳房，偶尔也有女患者被安置在此。我见到一个护士，令我欣慰的是我还认识她，她是科室中为数不多的菲律宾裔护士，她的亲和力以及温柔的护理技术怎样褒奖都不过分。

　　"啊！吉尔伯特，"我说，看到了认识的人很高兴，"明天接受手术的那个脑膜瘤患者在你那儿吗？"

　　"对不起，马什先生，没在我这。我这只有两个男患者。你到肯特病房看过吗？"

我直接上楼去了神经内科的肯特病房。众所周知，最近管理层重新分配了病房，把女士神经外科病房分出一半改成了神经内科脑卒中病房，那些被迫离开的神经外科患者重新被安置到楼上的神经内科病房。我费力地上楼来到了神经内科病房。入口已经锁上了，我发现门禁卡忘在了家里，只好按下旁边的门铃。

　　我等了几分钟，门锁终于发出了"嗡嗡"的响声，然后才推门进去。我走在走廊里，周围都是黄色的墙壁，走廊一侧是港湾式病房，每间病房里有6张床，一张紧挨着一张地排列，就像牛棚里的分隔栏。

　　"我明天要进行手术的患者在你这里吗？"我满怀希望地问那个坐在护士站的高个男护士。

　　他疑惑地看着我。

　　"我是神经外科顾问医生，我叫马什。"我说。在工作的医院竟然有人不认识我，这令我有些恼火。

　　"这里由博纳第负责，她和患者在淋浴间。"他极不耐烦地答道。

　　我只好在旁边等着，一直等到博纳第从淋浴间出来。她穿着一双白色威灵顿大皮靴，系着一个塑料围裙，领着一个老太太。那个上了年纪的老人弓着腰，拄着齐默氏助行架。

　　"哦，马什先生！"她笑着说道，"你又来找你的患者了吗？今晚我们这里可没有啊。"

　　"这真让人着急，"我说，"我也不知道为什么这么费心。我花了20分钟也没找到患者，也许她今晚根本就没来医院。"

　　博纳第同情地向我笑了笑。

我找到了第二个患者，就是那个年轻的医生，他坐在男士和女士外科病房中间阳台外面的一张桌子旁，正在操作着笔记本电脑。

10 年前，医院这一侧的楼房如果按照原计划要比最终建成的这幢大楼高许多。它是利用当时政府支持的私人融资计划建造的。与大部分私人融资计划的方案一样，大楼的设计古板单调、毫无新意，而且造价高昂。

所谓私人融资计划，就是以一流的高价建造二流的公共建筑。有些人认为，私人融资计划与经济犯罪无异，但无人为此承担责任。很明显，私人融资计划是借贷狂潮的一部分，以债务担保凭证和信用违约互换为特征，而其他不正当的缩略词和金融衍生物会使平民而非银行家陷入毁灭的边缘。

医院大楼的设计中有许多其他部分被省略，结果就出现了病房外面巨大的奇葩阳台。医院管理层并没有把这当成改善患者住院体验的良机，反而将其视为自杀的巨大风险。患者和员工都被告知禁止靠近阳台，通向阳台的玻璃门被上了锁。

我经过多年的争取和大量慈善资金的募集（这部分钱后来流入了建造并拥有这座大楼的私人公司），为一小段阳台装上了防止自杀的玻璃护栏。我把封闭的区域变成了一个屋顶花园，这受到患者和员工的热烈欢迎。在夏日周末，如果天气晴好，可见一片可喜的景象：病房里空无一人，患者和家属都聚在阳台巨大的遮阳伞下，周围环绕着绿色植物和小树。

这个特殊的患者是一名眼科医生，四十多岁，性情文雅宽厚，眼外科医生往往都是这样，他看上去比实际年龄小一些，我知道他有 3 个孩子。这位眼科医生在北部工作，但选择了远离自己工作医院的地方治疗。5 年前，他的癫痫发作，经扫描发现颅内有肿瘤，位于大脑的右后部。我通过手术切除了绝大部分肿瘤，但经过检查后发现肿瘤会复发、恶变。

他一直恢复得比较好，但重拾足够的信心回去工作仍需要一段时间。他自己也知道病情会复发，但是我们都希望那至少要在 5 年以后。第一次手术后他接受了放疗，而且取得了很好的效果。但是例行的复查扫描显示肿瘤卷土重来，而且现在已经变成恶性肿瘤。再次手术也许会让他多活一段时间，但很可能不超过 5 年。

我坐在他身边，他抬头看了看我。

"我们又见面了。"他一脸苦笑地说。

"是的，只是有一点复发的迹象。"我说。

"我知道这种病无药可救，"他心酸地说道，"你一定会尽全力的，是吧？这个东西。"他抬手指着自己的头说道，"它正在慢慢地杀死我。"

"是的，确实是那样，"我答道，递过手术知情同意书让他签字。就像所有患者一样，他看都没看一眼，拿着笔在我指的地方潦草地签上了名字。几周前他到我的门诊来见我，我们已经讨论过手术的细节，都清楚等待他的是什么，因此无需多言。医生相互之间的治疗都带有某种严肃的同情心理，职业的超然和优越感荡然无存，痛苦的真相也无法掩盖。当医生变成了患者，他便知道为自己治疗的同事会犯错。如果患上致命疾病，他们对于结果也不会抱有任何幻想，他们清楚厄运会降临，奇迹绝不会发生。

我甚至不敢设想，如果我知道一颗恶性肿瘤正在吞噬我的大脑，我会作何感想。

"明天你第一个手术，"我把椅子往旁边一挪，站起身来说道。"八点半准时开始。"

## "我只想抽一根烟"

3 天前，初级医生收治了一个四十多岁的酒鬼，被发现时他倒在家里的地板上，左侧身体瘫痪。在早晨的例会中我们讨论了他的病例，在谈论酒鬼和瘾君子时，医生经常会用一些冷嘲热讽的字眼，但这并不意味着我们真的不关心这部分患者，只是他们很容易被视为造成不幸的始作俑者。我们可以卸下对这些人的同情之心。

脑扫描显示是出血性胶质母细胞瘤。

"观察用激素是否有好转，我们也可以等等看，是否有他的家人和朋友来医院。"我说。

"前段时间，他的妻子把他赶出了家门，"注册医生介绍病例时说，"就是因为酗酒。"

"他还打老婆？"有人问。

"我不知道。"

我看到这个患者四肢伸开躺在床上，由于激素的作用，他的偏瘫已经有所缓解。他比我小几岁，非常肥胖，有一张红润的脸膛，花白的长发四处散落。我只好自行决定挨着他坐在病床上。我并不想跟他进行例行的谈话。起身站在床边，俯视患者，然后尽快离开是再容易不过的事情。

"梅休先生，"我说，"我是亨利·马什，高级顾问医生。到目前为止，你知道为什么你到了这里吗？"

"别人告诉我 5 种不同的情况，"他急切地说，"我自己也不知道……"由于偏瘫，他口齿不清，左半边脸倾斜下垂。

"好的，你知道什么？"

"我的脑袋里有一颗肿瘤。"

"是的，确实是。"

"是恶性的吗？"

这是谈话中最关键的时刻。这时，我必须做出选择：让自己陷入长篇大论、痛苦异常的对话还是闪烁其词、拐弯抹角、利用晦涩的专业术语来搪塞一下然后赶紧离开，对患者的疾病与痛苦不为所动。

"很可能是。"我回答。

"会死吗？"他越发惊慌地喊道，"我还能活多久？"他开始泣不成声。

"可能还有 12 个月……"我脱口而出，但立刻就因刚才的话而后悔，并开始察觉到他缺乏自制力。这个嗜酒成性、可怜兮兮的胖男人突然发现自己将不久于人世，我发现已经很难再安慰他了。我知道自己的处境很尴尬又很不合时宜。

"12 个月后我就会死！"

"我说的是可能。也许还有点希望……"

"但是你知道一切,是不是? 你是高级医生,对吧? 我要死了!"

"我有 90% 的把握敢肯定,但是我们……"我不知不觉就开始使用"我们"这一复数形式,警察、官员和医生一直钟情于这种形式,这可以使我们免除个人责任,减轻使用第一人称单数的沉重负担,"我们实施手术可能会对病情有所帮助。"

他号啕大哭。

"你有家人吗?"我问,不过之前已经知道了答案。

"我一直一个人生活。"他回答,泪水并未止住。

"有孩子吗?"

"有。"

"现在你病了,他们会来看你吗?"我问道,但立刻后悔了。

"不会的。"他泪如泉涌。等他的情绪稳定下来之后,我们一起静坐了好一会儿。

"那么说,你一直一个人生活?"我又问道。

"是的,"他说,"你知道,我过去在医院工作。我要死在医院里了,是吧? 拉屎倒尿……我现在想抽烟。你刚才告诉我,说我就要死了,现在我就想要一根烟。"说话的时候,他那只能动的手极力地模仿着抽烟的动作,好像他的生命完全寄托在这根烟上。

"你要问护士,在这里谁都不能抽烟。"我答道。我想起了医院内的所有禁烟告示和医院大门口的巨大海报上都用令人不快的红黑两色写着"把烟熄灭"。

"我去和护士商量一下。"我说。

我去找了一个有同情心的护士。

"我刚才跟可怜的梅休先生说了实话，他要死了，"我带着歉意跟她说，"他就想抽根烟，能帮个忙吗？"

她默默地点了点头。当我后来离开病房、走进走廊里时，看到两个护士抬着他坐进轮椅，她们用力把他抬下床时，他还在大声叫喊。

"他已经告诉我了，我要死了！我要死了……我不想死！"

医院里一定有些秘密的地方，她们可以把瘫痪的患者推到那去抽根烟。我很欣慰地发现，护士心中的一些情感和善念还没有完全泯灭。

3年前，我在家中的阁楼进行扩建，落地飘窗上装上倾斜的天窗，打开后通往一个封闭的小阳台，它直接伸到房子后面的顶层空间。我在这里装上了低矮的栏杆，那有一块空地，可以放一把椅子和几个花盆。夏天傍晚我下班回家后就喜欢坐在那里。从医院回来后，我会来一杯奎宁杜松子酒，看着窗外典型的伦敦南部风光：烟囱管帽、石板屋顶、一些树梢从坐着的地方一直延伸到远方。

我能看见夕阳下花园中的小鸟掠过脚下后花园中的林木和工作室前的3个蜂箱。我想到了我的患者，想到了我的同事，想到了刚刚被我宣判"死刑"的那个男人，我想到他瞬间明白了自己再也不能回家，与他疏远的家人也绝不会来看他一眼，他将在某个没有人情味儿的地方，在陌生人的看护下离开人世。我想到了自己是怎样从那里离开的，但是我还能做什么呢？夕阳西下，我能听见乌鸦在隔壁的屋顶上尽情地欢唱。

第二天我要做的那 3 例手术都简单易行。那名患有脑膜瘤的妇女从周日晚上就住在其他科室的一间病房里。

　　几天后，我给酒鬼梅休先生做了手术。他出院时，我刚进医院，远远地看到他从病房出来，一个护士正用轮椅推着他向医院的咖啡厅走去。他用那只能动的手臂向我挥手，不知道这到底是打招呼还是道别，但从此以后我再也没有见过他。

# Do No Harm

## 第 25 章

## 决断：医生的日常

我们一起笑了很长时间。现在，她看起来容光焕发、娇容妩媚。她起身离开走到门口，又转身回来亲了我一下。

"希望这是我们最后一次见面了。"她说。

"我也希望如此。"我答道。

## "你为什么收治了她？"

我从楼梯上跌下来摔折了腿，那时正是夏天。大清早，一阵短时的雷暴浇灭了这阵子的热浪。我欣喜地躺在床上，聆听着寂静的城市上空雷声滚过发出的爆裂声。我的石膏绷带两天前就已经拆掉，换上了一只硕大的带尼龙搭扣的塑料充气靴，这靴子看起来就像《星球大战》中帝国冲锋队的装束，虽然很笨拙，但至少我又能走路了，晚上还可以脱下来。

我的断腿自从被套上石膏注模 6 个星期后，终于再次露面。又一次用自己的腿走路反倒很怪异。我躺在床上一边听着瓢泼的雨声，一边抚摸着这条腿，希望尽快与它再次成为"朋友"。之前这条腿变得僵硬、青紫肿胀，我竟有些认不出了，感觉非常奇怪，好像它不是自己身体的一部分。

最近的神经科学研究表明，人体任何一个肢体的缺失或者被固定不动，即使只有几天，大脑都会重新组建指令，由其他大脑部位接管这部分"多余的"躯体。现在，我和我的腿就有些疏远，这肯定是一种被称作"神经可塑性"的现象，大脑由此也会经常改变自己。

一个月的休息过后，我可以骑车上班，并骄傲地向过往车辆秀一下自己的"冲锋队战靴"。回去上班的第一天是星期四，轮到我出门诊，早晨例会后就要到门诊坐诊。

早晨例会上，高级住院医生全部是新人，我一个都不认识，其中一个人开始介绍第一个病例。

"昨晚只收治了一个患者，"他看着显示屏说，并补充道，"这没什么好说的。"随即四肢伸开，靠在椅子上，背对着我们，想要尽量地耍酷，但反而更像一个幼稚的少年。

"别那样说话！"我说，"顺便问一下，你是谁？以后想从事什么专科？"这是我向所有新医生提出的一个"标准"问题。

"骨科医生。"他告诉我。

"坐直了，说话时看着我。"我喝到。此外，我还告诉他职业生涯的进展主要取决于例会上对病例的介绍和自我展示。

我转向专科注册医生，问他们是否同意我的说法，他们都礼貌地笑着表示赞同。我请那位受到责备的高级住院医生再向我们讲一下昨天晚上收治的患者情况。

他有点羞愧地转过身来面对我们。

"这是一个 72 岁的老太太，她在家里摔倒了。"他一边说一边摆弄着身前的键盘，一张脑扫描图出现在墙面上。

"停一下！"我说，"在我们看扫描图前多了解一下患者的病史。我们知道她以前的病史吗？她在这个年龄身体还健康吗？生活能够自理吗？她是怎么跌倒的？"

"很明显，她一个人生活，自己照顾自己，也能走动。"

"她能自己做饭吗？"我问道，"能清洗烤箱之类的厨具吗？还有，她能自己擦屁股吗？算了，说点正经的吧，别像领导那样讲话。你是想告诉我们她能够照顾自己，没有外力辅助也能走路吗？"

"是的。"他回答。

"那到底发生了什么？"

"她女儿去看母亲时，就已经发现她躺在地板上了，不知道躺在那里多长时间了。"

"那么老年人跌倒的鉴别诊断是什么标准呢？"

那个新来的高级住院医生滔滔不绝地说出了一些病因和症状。

"她的格拉斯哥昏迷评分是多少？"

"五。"

"别跟我说数字！那没有意义。她当时的反应是什么？"

"疼痛无睁眼反应，不能发声，肢体没有屈曲反应。"

"这次就好多了，"我表示赞许，"现在我就能清楚地了解她的状况。昨晚入院时你看她是否有神经功能缺损？"

他表情很尴尬。

"我没有检查。"

"那你是怎么知道昏迷评分的呢？"我问道。

"当地医生就是那么说的……"他羞愧得连声音也越来越低。

"你应该亲自检查。但是，"我补充道，也感到有必要打一巴掌后给一个甜枣，"你来这就是学习的。"

我转向专科注册医生，他们正享受通过取笑新的高级住院医生来推进教学的传统做法。

"昨晚谁值班？"

一个 6 年培训即将结束的专科注册医生大卫大声说他在急诊值班。

"她右侧半身不遂，"他说，"她的脖子也有些僵硬。"

"她如果是蛛网膜下腔出血，检查时还会出现哪些其他症状？"

"双眼眼底会出血。"

"她的眼底出血了吗？"

"我没看。病房的眼底镜已经丢了好几年了……"

那个女人的脑扫描立刻闪现在我们眼前。

"该死的！"我看了一眼问道，"你为什么收治了她？大脑优势半球大量出血，她已经 72 岁了，又是深度昏迷，我们绝不可能治好她，是吧？"

"哦，马什先生，"大卫带些歉意地回答，"转来的医院说她 62 岁，是一个大学老师，她女儿说她思维敏捷。"

"哦，现在她的思维再也不敏捷了。"坐在我身边的同事说。

"无论如何，"大卫说道，"我们有些空床，而且病床主管正在把病床分给其他科室的患者……"

我问是否还有其他收治的患者。

"肿瘤科医生转来一名患了黑色素瘤的妇女。"另一个专科注册医生蒂姆走到屋子前面接替刚才那个高级住院医生说道。蒂姆在我们面前的墙上挂了一张脑扫描图，扫描清楚地显示患者大脑中有两颗较大且形状不规则的肿瘤，它们都不能通过手术切除。

多发性脑肿瘤几乎都是继发性的转移瘤，从其他部位的癌症转移过来，例如乳腺癌、肺癌，在这个病例中则是皮肤癌。它们的出现表明死神已经开始倒计时，不过偶尔治疗可以延长一年左右的生命。"转诊信中说她一周要喝 140 品脱（1 品脱约合 0.568 升）的白酒。"蒂姆告诉我们。我发现前排的一个高级住院医生正在快速地心算着。

"那就是一天两瓶伏特加。"她有些惊讶地说。

"她 8 个月前在另一家医院切除了一颗脑转移瘤，"蒂姆说，"后来做了放疗。肿瘤科医生希望我们做一次活检。"

我问他都跟肿瘤科医生说了什么。

"我告诉他们不能再手术了，活检也没有必要。很明显那是黑色素转移瘤。他们可以通过尸检明确诊断。"

"我很欣赏你的乐观态度，"坐在我身边的同事说，"但应该怎么对那些肿瘤科医生说呢？"

"那就让她继续喝伏特加吧！"屋子后排有人兴奋地喊道。

由于没有其他的病例要讨论，我们接连走出了阅片室。一天的工作开始了。

我在办公室停了一下，拿我的录音机。

## 诊室里的对话

"别忘了摘掉你的领带！"盖尔隔着她办公室的门对我喊道。

信托基金会的新任行政主管是我当上顾问医生以来的第七

位了，他对那 22 页的《信托基金会着装要求》极其热衷，我和同事最近都由于系领带和戴手表而受到了警告处分。没有任何证据表明顾问医生系领带或戴手表会造成院内感染，但是行政主管却把这事看得非常重要，他喜欢穿着护士服跟在我们后面查房，不和我们讲话，只是做大量的笔录，但是他却佩戴着行政主管的徽章。我猜一定是为了防止有人让他去倒便盆吧。

"还有你的手表！"盖尔笑着补充了一句，而我赶紧离开去看门诊患者。所有的门诊患者都在一楼一间巨大且没有窗户的房间里等待就诊。许多患者都很温顺，他们一言不发坐成一排，新成立的门诊部集中在一起，并且许多诊室同时开诊。这里集中了失业救济部门的一切可爱之处，另外还增加了一些细节，比如一个杂志架子上放着一些传单，都是关于如何应对帕金森病、前列腺增生、肠易激综合征、重症肌无力、结肠造瘘袋和其他一些令人不快的情况。

墙上有两张大幅的抽象画，一张是紫色的，另一张是淡黄绿色，这是在几年前医院新楼建成时，一位皇室成员要来参加开业庆典，医院的艺术总监，一个热情洋溢、穿着黑色皮裤的妇女挂在墙上的。

我挤过候诊的患者，他们注视着我一路走进诊室。一进诊室，第一眼就看见像巴别塔一样高的一摞文件，里面是各种颜色的文件夹，全都是患者的病历，将近两英尺高，中间有一摞纸伸出了卷了边的文件夹。最近相关的诊断结果还没有归档，如果都弄成这样，那么查找起来将会非常困难。

一般来说，通过这些文件我可以查阅患者的出生信息，或许还有她们的妇科病史、皮肤科病史还有心脏病记录，但是由于我经常胡乱放置文件，有时需要查看为患者做手术的时间或者切除肿瘤后的分析资料时极其困难，因此实际上直接询问患者反而更快捷。信托基金会调用越来越多的员工和资源来不断地跟踪、搜索和转移医学记录。

　　我应该解释下，大部分医学记录包括了上次患者入院的护理记录，比如体液的引流量，这些都没有任何实际意义或作用。一定有几吨这样的记录文件每天按照诡异的归档程序在 NHS 医院内部传递，这样专注于患者排泄物的记录不禁让人想起了金龟子。

　　我们这个门诊很奇怪，不管是小毛病或者危重大病都在这里一起就诊。在这里，我不仅能见到术后几周或者几个月之后的患者，还能见到新转来的患者以及定期复查的长期患者。他们都穿着自己的衣服，我把他们视为与自己相似的人同等对待。他们不是住院患者，不必遵循入院治疗时那些有失人性的程序，不必像笼中的小鸟或者犯人那样系上标签，不必穿上病号服，像孩子那样被放在床上。

　　我拒绝让无关人员进入诊室，所以这里没有医学生，没有初级医生或护士，只有患者和家属。许多患者的脑肿瘤生长得非常缓慢，但肿瘤位于大脑深部以致无法实施手术，或者肿瘤生长的速度还不是太快，无法实施放化疗的保守疗法。他们每年来我这里一次，进行定期扫描复查，查看肿瘤是否发生了变化。

　　我知道他们都坐在诊室外面昏暗沉闷的候诊区，心里焦虑不安，等待我的"宣判"。有时我会宽慰他们，肿瘤没有什么变化；有时扫描图显示肿瘤又长大了。死神正悄悄地向他们靠近，我极力地隐瞒，有时甚至会掩饰那个正慢慢向他们接近的黑影。这时，我必须谨慎地措辞。

由于神经外科主要涉及脊髓和大脑疾病，神经外科门诊有一部分时间是与后背疼痛的患者打交道，其中只有极个别的人需要手术。对于脑肿瘤患者，我会尝试向他们解释其生命有可能即将终止，抑或他们的大脑需要做骇人的手术；对于后者，我可能会告诉他们，背痛并不像他们想象中那样可怕，尽管非常痛苦，但还是值得活下去。这期间我会努力表现出同情，并且避免任何批评的态度。诊室中有些谈话轻松愉快，有些荒诞不经，有些令人心酸，总之，这些谈话绝不会无聊透顶。

## 5%的风险与100%的灾难

看到这么一大堆病例确实有些令人绝望，我坐下来打开了电脑，又到前台看了看等待就诊的患者名单，想知道有哪些人来了，但看到的却只是几张空白的纸。我请接待员出示患者名单，他脸上的表情有些茫然，翻过一页空白纸后露出了下面那张等待就诊的患者名单。

"门诊管理部门已经规定我们必须把患者的名字盖住，这是出于保密原则，"他说，"既然他们有规定，我们就必须遵守。"

我环顾四周那些等待就诊的患者，大声喊出第一个患者的名字。一个小伙子和一对上了年纪的夫妇急忙从椅子上站起来，他们紧张而又恭敬的样子与我们去就诊时一模一样。

"保密又能怎么样？"我对着那个运气不佳的接待员咕哝道，"难道就该像性病门诊那样只靠数字来标识患者？"

我转身离开了前台。

"我叫亨利·马什，"那个小伙子向我走来时，我对他说道，立马变成了一位亲切和蔼、彬彬有礼的神经外科医生，而不是一个无能为力、怨声载道的政府"整治"对象，"请跟我来。"我们径直来到诊室，他那年迈的双亲也随后进来了。

这个小伙子是警察，几周前出现了一次严重的癫痫发作，瞬间生活发生了彻底的改变。他被送到了当地医院的急诊，在那里做了脑扫描，结果显示他的脑中有一颗肿瘤。他从癫痫中恢复过来，由于肿瘤很小又被送回家，之后转院到地区医院的神经外科中心。又过了一段时间，转诊信到了我的手中，因此他又等了两周才见到我。实际上在这两周中他一直急切地希望知道自己是否还有救，因为当地医生没有一个人对脑肿瘤有全面的了解，更别提能够自信地解读他的脑扫描图。

"请坐。"我指着桌子前面的 3 把椅子说道，桌子上还有一堆病例和那台反应极慢的电脑。

我跟他和他的家人简单回顾了一下发病的经过。对于他的妈妈来说，这种癫痫病更加可怕，因为她目睹了发病的全过程，而这个小伙子本人却一无所知。

"我还以为他就要死了呢，"她说，"当时他脸色紫青，呼吸都停止了，等救护车赶到的时候他已经稍微好一些。"

"我只记得醒来时是在医院里，然后做了脑扫描。"这位年轻的警察说，"从那以后，我一直担心会发生最坏的事。"他的脸上充满急切的渴望，希望我能救他一命，同时也担心我无能为力。

"我们看看脑扫描图。"我说道。事实上两天前我已经看过，但由于每天看过的扫描图太多，如果不想犯错，每次见患者时，我必须得把它们立刻呈现在眼前。

"这可能会花些时间，"我补充道，"扫描图还在你们当地医院的系统中，通过网络连到我们这里……"我一边说一边敲击键盘，寻找当地医院 X 光网络系统的图标。找到之后，弹出了一个需要输入密码的对话框，我已经记不清每天工作时要输多少个不同的密码了。整整 5 分钟，我都无法进入电脑系统。我非常清楚，这个焦虑的小伙子和他的家人正看着我的一举一动，等待扫描图是否会宣判他的"死刑"。

"过去比这简单得多，"我叹了口气，指着桌子前面多余的观片灯，"只需 30 秒就能把 X 光片放在观片灯上。我已经试了我知道的每一个密码。该死的！"我本可以继续说，上周我把 12 个患者中的 4 个从诊室打发回家，原因就是无法看到他们的脑扫描图，这样所有的预约都白费了，那几个患者变得更加焦虑和郁闷。

"这就跟警察一样，"眼前的患者说，"所有的事都由电脑处理，电脑经常告诉我们这样那样，但是效果却没有以前那么好……"

我给盖尔打电话，但她也无法解决这个问题。她给了我影像科的电话，但打过去的时候只听到了电话答录机的自动应答声。

"失陪一下，"我说，"我要到楼上去看看，请影像科的秘书来帮个忙。"我急匆匆经过了地下候诊室中的患者，跑上两段楼梯来到影像科，这要比坐电梯快得多，而且还不需要忍受"请你洗手"那种居高临下的提示音。

"卡洛琳在哪儿？"一到影像科的接待前台，我就开始大喊，有点儿上气不接下气。"哦，她就在这附近。"有人这样告诉我。我环顾整个科室，最终找到了她，向她说明了原委。

"你输入密码了吗？"

"输入了，我当然输入了。"

"试一试约翰斯顿的密码，这通常非常奏效。密码是'FUCK OFF 45'。他这个人最讨厌电脑了。"

"为什么是 45 呢？"

"这是我们登录医院系统后的第 45 个月，每个月都要换一个密码。"卡洛琳答道。

我沿着走廊原路返回，下了楼，经过候诊的患者，回到了诊室。

"很明显，最正确的密码就是'FUCK OFF 45'了。"我告诉还在等着"死刑"宣判的患者和家属，他们也略显紧张地笑了起来。

我适时输入"FUCK OFF 45"，但电脑"思考"了一阵子，告诉我它正在"检查信任证书"，后来电脑又告诉我密码无法识别。我又试着以不同方式输入"FUCK OFF 45"，大写、小写、有空格和无空格。我又输入了"FUCK OFF 44"和"FUCK OFF 46"，但都不正确。我又一次跑回楼上，身后跟着候诊区患者焦急而又好奇的目光。诊室现在已经是晚点运行，等着见我的患者越来越多。

我回到了 X 光科，发现卡洛琳正坐在桌前。我告诉她 "FUCK OFF 45" 的密码不正确。

"好吧，"她叹了一口气，"我来看看吧。也许你还不知道怎么拼写 'FUCK OFF' 呢。"

我们一起下楼回到了诊室。

"我想起来了，"她说，"可能密码变成了 'FUCK OFF 47'。" 她输入 "FUCK OFF 47" 后电脑开始检查我的信任证书，不过那都是约翰斯顿先生的，这次电脑通过验证，终于缓冲好了患者在当地医院影像科的菜单。

"真不好意思！"卡洛琳离开时笑着说道。

"我自己早就应该想到。"我说道，一边下载患者的扫描图，一边认为自己太傻了。

电脑花了很长时间加载图像，但对我来说解释这些扫描图却用不上多少时间。患者的脑扫描图出现了一个异常区，一个小白球压在了他的左脑上。

"哦，"我知道过去两个星期他已经备受煎熬，尤其是刚刚过去的 50 分钟，"这看起来不像是癌症……我认为一切都会好起来的。"我说这句话的时候，他们 3 个都坐在椅子上稍稍向后靠了一下，妈妈握住孩子的手，他们互相对视着笑起来，我自己也感到万分宽慰。通常门诊有人坐在我对面时，我会让他们泪水横流。

我向他们解释，几乎可以肯定这颗肿瘤是良性的，只不过需要手术将其切除。我有些歉意地补充道，手术会有一定的风险，然后又宽慰地解释道，患者身体右半边会有瘫痪的危险，就像患了脑卒中，可能无法说话，但概率也"仅为 5%"。如果我用适度严肃的语气说"高达 5%"，这句话听起来的感觉肯定不一样。

"所有手术都存在风险。"他的爸爸说。已经到了这个阶段，几乎所有人都会这么说。

我也同意了，但指出有些风险会更大，神经外科手术的麻烦在于哪怕是一丁点儿的问题，都有可能带来灾难性的后果。如果手术出现了问题，对于患者来说是 100% 的灾难，但对于我来说只是 5%。

他们不住地点头。我继续说，手术的风险比不接受任何治疗、任肿瘤越长越大的死亡概率要小得多，即使是良性的肿瘤，如果长得太大也是致命的，因为颅骨是一个封闭的匣子，颅骨内部的空间非常有限。

我们又谈了一会儿手术的实际情况，然后我把他们带到了盖尔的办公室安排手术。


## "我不能一直这样生活下去"

下一个患者是后背经常疼痛的单身母亲，她在私营医院做了两次不明智的背部手术。有一个症状叫做"腰椎手术失败综合征"，就是指那些背痛的患者经历了毫无效果的脊柱手术后，在许多情况下疼痛似乎更加严重了。

她很瘦，脸上一直带着痛苦和绝望的表情。很久以前在门诊，我就学会了将"真实的"和"心理的"疼痛一视同仁，就像那些优越感十足的医生一样。所有的痛觉都是在大脑中产生的，那么在我的诊室中，如何进行最好的治疗、能否手术治疗的关键就在于疼痛部位的变化，而不是疼痛强度的变化。我认为，在我的诊室中，许多患者最好求助于某种心理治疗，但心理疗法又不是我的诊室——神经外科门诊这个繁忙的地方所能提供的治疗方式，但与脑肿瘤患者相比，我只能花更长的时间与背疼的患者聊天。

她一边说一边开始哭了起来。

"医生，我的后背比以前更疼了，"她说道，说话时坐在她身边的年迈母亲紧张地点点头，"我不能这样一直生活下去。"

我向她询问了一些关于疼痛的常规问题，医学院的学生很早就学会了如何提一系列相关问题，例如疼痛是什么时候开始的、是否一直疼到双腿、是哪种类型的疼痛，等等。有了一些实操经验以后，通常看一眼患者就能推测出答案。我一看到她满是泪水和怒气的脸，在众目睽睽之下一瘸一拐地从走廊来到诊室，就知道我帮不了她。我看到她的脊柱扫描图显示她的神经周围有足够的空间，还有挖掉的空洞和粗制的金属支架，这都是某个外科同事做手术留下的。

我告诉她，如果手术不起作用，那么基本可以推测出两种截然相反的结论：一是手术没有做好，需要重做；另外一个就是手术根本对她的病痛毫无作用。我告诉她再做手术也无济于事。

"但是我不能像现在这样一直生活下去，"她怒气冲冲地说，"我不能购物、不能照看孩子。"泪水开始像小河一样从她的脸上流下来。

"而那些都是我的事。"她的妈妈说。

对于这样的患者，当我知道自己无能为力时，唯一能做的就是一声不吭地坐在那里，安静地听患者倾诉他们的痛苦，通常我会等他们说完，努力控制着双眼不向窗外看，否则我的视线会越过停车场，越过医院的外环路，落到对面的墓地上。最后我只能说几句表示同情的话，让这次毫无希望的谈话尽快结束，建议全科医生把他们转到"疼痛门诊"，不过在那里疼痛被治好的希望也极其渺茫。

"你后背的病情没有什么危险。"我会说，但尽量不告诉她扫描图是完全正常的，通常患者的情况也的确是这样。我会鼓吹一番锻炼身体的好处，更多的是减肥的好处，但是这种建议很难被人接受。我不会去评价这些不幸的人，但年轻时却经常这样做，现在我有了一种挫败感，偶尔也会攻讦给这种患者做手术的医生，特别是在私营医院为了钱而做这些手术的医生，这种情况极其常见。

## 最好的告别：永不见面

下一个患者是一个五十多岁的妇女，20年前切除了一颗很大的良性脑肿瘤，手术是我的一位同事做的，他已经退休多年。这位患者的命是保住了，但她的左脸却留下了长期的疼痛。所有治疗都起不到任何作用。

疼痛的起因是脸部一侧的感觉神经在切除肿瘤时被切断，这种情况偶尔会出现，也是不可避免的，神经外科医生遇到这种情况会用到"牺牲"这个词。这给患者左侧的脸上造成了强烈的麻木感，这是一种十分令人不快的感觉，但大部分人能够忍受。然而，有些人却不能，这种麻木感会令他们抓狂，其拉丁学名叫感觉缺失（Anaesthesia dolorosa），意为没有感觉的痛苦，指明了该疾病自相矛盾的属性。

这个患者说起话来没完没了，讲述了许多不成功的治疗方法以及这几年服用药物的经历，另外还抱怨了医生的平庸无能。

"你要把神经给我切断，医生，"她说，"我不能再这样下去。"

我尽力解释，疼痛症状的出现就是因为神经已经被切断，然后又给她讲述了幻肢痛的形成原因，被截肢患者的腿和手臂尽管在"外部世界"已经消失，但是肢臂在大脑中以神经脉冲的形式存在，所以患者仍可以体会到剧痛感。我向她解释，疼痛是在她的大脑中，而不是她的脸上，但是她对我的解释不为所动，从她的表情来看，她很可能认为我把她的痛苦简单地诠释为"意识上"的病症。离开时，她脸上的气愤和不满与来时一模一样。

有几个脑肿瘤患者定期到我这里复查，菲利普就是其中之一。他四十多岁，患有少突胶质细胞瘤，12年前我为他做了手术。那时，我切除了大部分肿瘤，但是现在肿瘤又复发了。他最近做了化疗，这可以减缓复发的概率，但是我们两人都知道这颗肿瘤最终会杀死他。我们以前已经讨论过这件事，再回顾没有任何意义。为他治疗了这么多年，我们已经非常熟悉了。

"你的妻子怎么样了？"他一进门就对我说。记得我们上次见面是在一年前，那时就在我们交谈时，警察打来电话说我的新婚妻子凯特癫痫病发作住院了。在第一段婚姻解体一年后，我认识了凯特。

"不用担心。"警察说，希望能够提供帮助。我急匆匆为菲利普看诊，之后迅速赶往我们医院的急诊科，在那里我发现自己几乎认不出凯特了，她的脸上满是风干的血渍。她在温布尔登的购物中心突发癫痫，还咬伤了下唇。幸运的是，她没有受到太大的伤害，一个整形外科的同事来把她的撕裂伤缝好，我又安排她与神经内科的一个同事见面。

那是一段难熬的日子，许多脑肿瘤的初始症状都是癫痫发作，我对这一点非常清楚。通过儿子的经历，我还知道作为医生的我没有使自己和家人远离如我的患者遭受的病痛的能力。我从来没有和凯特说过这些，我告诉她脑扫描只是例行程序，希望能打消她的疑虑。

凯特是一名人类学家，她写的书很畅销，虽然没有什么医学背景，但我仍然低估了她的观察力。凯特后来告诉我，她知道足够多的神经外科知识，清楚脑肿瘤通常都是通过癫痫"显露"出来的。做脑扫描之前，我们要等上一周，这段时间我们都彼此小心地掩饰着内心的恐惧。脑扫描的结果很正常：没有肿瘤。我的许多患者跟我和凯特经历的一样，必须经历等待结果的痛苦，一想到这些就令人难以忍受，而且大部分人都要等一周以上。

菲利普还记得这些，这令我很感动，我告诉他凯特还好，她的癫痫也在医生的控制之中。他告诉我，他每周还会有几次"小规模"癫痫的发作，公司也已经破产了，因为他失去了驾照。

"化疗让我的体重下降了许多，"他苦笑着说，"我看上去好多了，是吧？这让我很恶心。我还活着，能活着就很开心了，那才是最重要的，但我要拿回驾照。我一个星期只能领到65英镑救济金，这点钱很难维持生活。"

　　我同意请他的全科医生介绍他去与癫痫病专家见面。我不止一次想到，与我的患者相比，任何问题都无关紧要，都不值一提，但我仍然为他们担忧，为此我倍感耻辱与失望。你可能以为，见证了如此多的痛苦和磨难之后，人们一定会学会正确对待自己的困境，但是可惜，事实并非如此。

　　最后一位患者是个三十多岁的妇女，她患了严重的三叉神经痛。一年前我已经给她做过手术，依稀还记得她几个月后因为疼痛复发又来过，手术偶尔也会失败，但是我不记得后来发生了什么事。我笨手笨脚地翻找病历，但是没有找到任何有用的东西。我以为她看上去一定会因疼痛和失望而苦不堪言，已经准备好向她道歉，然而现在她完全换了一个人。看到她的气色非常好，我很惊讶。

　　"手术后我感觉非常好。"她坦言。

　　"我还以为你又开始疼了呢！"我惊诧道。

　　"但你又给我手术了！"

　　"真的吗？哦，抱歉，我为许多患者做手术，总是忘记……"

　　我把她的病历从一大堆文件里抽出来，但很久都没找到关于她二次手术的记录。一个棕色的索引标签从几英寸厚的文件中伸出，那是信托基金会设计的几款容易查找的文档之一。

"啊！"我说，"看，我可能找不到你的手术记录了，但是我可以告诉你，在 4 月 23 号你已经做了粪便检查，结果是 4 型……"我给她看了详尽的医院粪便化验单，这种化验单都用一种暗淡、适宜的棕黄色来标识，其中每页纸都有图示，分别表示粪便的 7 种不同类型，这种分类原则是布里斯托尔一个叫西顿的医生确立的。

她一脸疑惑地看了看这些文档后哈哈大笑。

我指给她看，第二天她的检查结果是 5 型，按照西顿医生的描述就是"碎块状、似板栗"，我还给她看了附上的图片。我告诉她，作为神经外科医生我并不关心她的排便情况，虽然信托基金会的管理层明确表示那是很重要的指标。

我们一起笑了很长时间。我们第一次见面时，由于止痛药的作用，她的眼睛无精打采，一说话，她的脸就因疼得厉害而扭曲。现在，她看起来容光焕发、娇容妩媚。她起身离开走到门口，又转身回来亲了我一下。

"希望这是我们最后一次见面了。"她说。

"我也希望如此。"我答道。

# 致 谢
**Do No Harm**

　　我希望我的患者和同事会原谅我写了这样一本书。尽管我讲述的故事都是真实的人和事，但是出于必要的保密原则，我改动了许多细节。当我们染疾生病，我们给自己和家人带来了许多痛苦和烦恼，但是对于为我们施治的医生来说，这仅是许许多多相似故事中的一个。

　　精明睿智的经纪人朱利安·亚历山大和出版界的业内翘楚、编辑贝·海明给了我很多帮助。没有她们的悉心指导，这本书一定会糟糕透顶！一些朋友诚恳地阅读了本书的初稿并提出了宝贵的建议，这里特别需要提及的是艾丽卡·瓦格纳、葆拉·米尔内、罗曼·佐尔托沃斯基和我的弟弟劳伦斯·马什。在我担任神经外科顾问医生 27 年的职业生涯中，拥有盖尔·汤姆森这样的秘书是我的幸运，她的鼓励支持、高效多能以及对患者无微不至的照顾都是首屈一指的。

　　没有我的妻子凯特的关爱、建议和鼓励，这本书难以付梓与读者见面，本书定名也归功于她，故谨以此书献给我的爱妻凯特。

# 作者访谈
**Do No Harm**

## 《每日电讯报》对亨利·马什的采访

"男性神经外科医生似乎都缺少男子气概。"英国顶尖高级顾问医生亨利·马什表示,"如今,心脏手术关乎患者的生死,通过插管治疗也能够治愈。但是,在神经外科手术完成后,许多患者会残疾,相比术后残疾导致生活品质的急剧下降,死亡成为相对较好的结果。神经外科医生在治病救人的同时,也做了许多可怕的事。"

记录每天目睹的"非凡之事"是一种欲望,也是一种需要,这促使伦敦圣乔治医院的资深神经外科医生、神经外科手术局部麻醉的先驱亨利·马什每天写日记。如今,他的著作《医生的抉择》已出版,并入围"科斯塔图书奖"。马什承认,他"很开心"能够获得提名,并补充道,"但是之后你就希望获奖。"不过我认为,这本书广受欢迎,马什对此并不惊讶。"因为我一直在写作。"他解释,"我的作品既令人兴奋,也令人感受到重重压力。我每天都会把经历的事情记录下来,也是做为一种见证。"

起初，马什并非医学界人士。他在牛津大学读政经哲（Philosophy, Politics and Economics，哲学、政治学及经济学专业，简称 PPE）专业，两年后辍学，"逃到"了纽卡斯尔。他在当地找到了一份工作，在一家小规模的综合医院手术室做护工，在那里，他开始对医学产生浓厚的兴趣。"牛津大学又重新接收了我，我发疯似地学习，拿到了学位。"当然，他的成绩非常优异。"紧接着，我申请去汉普斯特德的皇家自由医院攻读医学。"

即使成为一名合格的医生，马什承认，他依然认为医生并不是一种职业。"我逐渐认清现实，有时甚至感到厌烦。"他说。但是，在担任高级住院医生期间，他目睹了一例动脉瘤切除手术，便立即迷上了神经外科。另一件对马什选择医学产生影响的事情，可能是他当年 3 个月大的儿子威廉被诊断出颅内长有肿瘤。成功的手术令威廉康复。马什与第一任妻子还有两个女儿，名叫萨尔和凯瑟琳。如今，他和社会人类史学家凯特·福克斯结婚。

威廉的病情也引发了马什对行医方式的思考，他努力在"善良和冷漠"间寻求平衡。马什记得在威廉生病时，他既焦虑又愤怒，而如今，他每天都要处理其他人的类似情绪。

"医生和护士大都是健康的年轻人。当你成为患者或者患者的家属，你就会意识到，你对生病的经历知之甚少。我认为，这帮助我成了一名更出色的医生。""这不仅是生与死的问题。外科手术的死亡率与神经外科手术的死亡率并不相等。有时，死亡是最好的结果，总好过活下来却严重残疾。有太多经历过神经外科手术而变成残疾的患者了。"

马什回想起了"失误"的医学案例，在本书中探讨了"许多灾难和意外的悲剧"，这些都是他目睹的。其中一位患者通过手术切除松果体瘤而活下来，马什写道："我清楚，随着时间的流逝，我对那位少妇的愧疚之情会逐渐褪去。现在，她躺在病床上，瘫痪的肢体成为我心中一道抹不去的疤痕，而非偶尔的心痛。法国医生莱利彻曾经说过，每一名医生心中都有一块墓地。我的患者罹难表中将会增加那位少妇的名字，而且我的墓地中也将为她增立一块新的墓碑。"

这本书的情节扣人心弦，但又令人不安："在这个期望值高、消费者至上的时代，"马什解释，"公众需要知道并了解，医学是充满危险和不确定性的。大众需要接受医学教育。如果他们希望医生像治疗孩子一样治疗自己，并把自己的生命交到像上帝般的医生手中，那么他们之后也不能抱怨。

患者需要学会接受现实，并且用成熟的思想看待现实。这并不是把车开到车库那样简单，手术的结果通常是不确定的，患者的担忧合情合理。现在，在实施手术之前，我依然会紧张。"然而，他并不是"手术室中的戈登·拉姆齐"，"有人告诉我，我年轻时经常向周围乱扔椅子，我现在不会那样做了。我的主要职责是培训年轻人。"

马什也在位于乌克兰首都基辅的利普斯卡街医院做手术，他已经在那里担任 20 年的志愿者。明年，他将前往尼泊尔工作，不再做 NHS 的全职医生。他即将退休。

"随着年龄的增长，我的同情心越来越强。"他说，"当你年轻时，你对年老的患者毫无耐心，但是现在，我为那些大脑退化的患者感到惋惜。我想，再过 10 年或者 20 年，我可能也会变成这样。"

他采取了严格的措施来预防老年痴呆症。"我每天都跑步，一次短跑会让我气喘吁吁。我也做俯卧撑和引体向上，并且骑着单车四处跑。"马什依然痴迷于大脑。"神经外科手术会让你了解痛苦，懂得生命的不可预测性。我们对大脑了解得越多，就越清楚地意识到我们不曾真正了解它。我们了解的不过是皮毛而已。"

维多利亚·兰伯特（Victoria Lambert）

2014 年 11 月 22 日

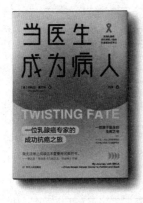

[美]帕梅拉·蒙斯特 ◎著　刘莹 ◎译

定价：59.80 元

**《众病之王：癌症传》作者悉达多·穆克吉鼎力推荐**
**美国乳腺癌研究领军人物的乳腺癌治愈手记**

实用且个性化的乳腺癌应对指南，关于勇气和现代医学的感人故事。

本书出自一位以研究乳腺癌为毕生职业，也亲身经历了乳腺癌的医生之手，结合了作者的亲身经历和最新研究成果，希望帮助到更多乳腺癌患者和他们的亲人。

当医生成为病人，她才真正理解了病人们的痛苦与希望；当医生恢复健康，她决定消除全社会对疾病的恐惧和误解。

从医生到病人，从基因到环境，从预防到诊断，从治疗到康复。顶级乳腺癌医生深情讲述关于乳腺癌的一切。

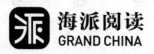

**READING YOUR LIFE**

×

# 人与知识的美好链接

20年来，中资海派陪伴数百万读者在阅读中收获更好的事业、更多的财富、更美满的生活和更和谐的人际关系，拓展他们的视界，见证他们的成长和进步。

现在，我们可以通过电子书、有声书、视频解读和线上线下读书会等更多方式，给你提供更周到的阅读服务。

微信搜一搜

🔍 海派阅读

关注**海派阅读**，随时了解更多更全的图书及活动资讯，获取更多优惠惊喜。还可以把你的阅读需求和建议告诉我们，认识更多志同道合的书友。让海派君陪你，在阅读中一起成长。

也可以通过以下方式与我们取得联系：

📱 采购热线：18926056206 / 18926056062　　　📞 服务热线：0755-25970306

📧 投稿请至：szmiss@126.com　　　　　　　　　🌐 新浪微博：中资海派图书

更 多 精 彩 请 访 问 中 资 海 派 官 网　　　www.hpbook.com.cn ▶